中医药院校特色通识教育读本

中医古籍

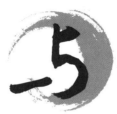

与

藏书文化

金芷君 主编

中国中医药出版社

·北 京·

U0360464

图书在版编目（CIP）数据

中医古籍与藏书文化 / 金芷君主编 .—北京：中国中医药出版社，2016.5
（2017.9 重印）
（中医药院校特色通识教育读本）
ISBN 978-7-5132-3206-7

Ⅰ . ①中… Ⅱ . ①金… Ⅲ . ①中国医药学—古籍整理—研究
②中国医药学—藏书建设—研究 Ⅳ . ① R2 ② G256.1 ③ G253

中国版本图书馆 CIP 数据核字（2016）第 044085 号

中国中医药出版社出版
北京市朝阳区北三环东路 28 号易亨大厦 16 层
邮政编码 100013
传真 01064405750
河北省武强县画业有限责任公司印刷
各地新华书店经销
＊
开本 710×1000 1/16 印张 9 字数 119 千字
2016 年 5 月第 1 版 2017 年 9 月第 2 次印刷
书号 ISBN 978-7-5132-3206-7
＊
定价 29.00 元
网址 www.cptcm.com

总前言

  《中医药院校特色通识教育读本》是由上海中医药大学联合安徽中医药大学作为发起单位，依托全国中医药高等教育学会教学管理研究会及教育科学研究会这一平台，吸纳相关中医药院校的专家共同完成。本系列读本首批出版9种，以后将逐步推出后续读本。

  通识教育（博雅教育）的目的在于造就博学多识、通权达变、通情达理、眼光长远且兼备多种才能与优美情感的人才，属于高层次的文明教育和完备的人性教育。其核心在培养健全的"人"，其实质就是对自由与人文传统的继承。医乃仁术，更是人学。扎实的文化基础、良好的科学素养是培养卓越中医药人才的关键，也是目前院校教育亟待加强的薄弱环节。诸如"夫医者须上知天文，下知地理，中通人事""博极医源，精勤不倦""发皇古义，融会新知""将赡才力，务在博见"等古训所言之意正是如此。因此，有必要从中医药人才职业发展特点出发，以优秀民族文化的独特视角，挖掘中医药文化的内核，帮助学生在成长过程中学会不断反思，唤醒其积极美好的"慧根"，真正静心思考生命的价值，从而最终达到个人发展、人格完善与职业终极目标的有机统一。

  本系列读本围绕通识教育特点，以体现中医药院校学科特色为宗旨，立足中医药学科内涵规律及其独特的"审美"维度，在主题选取上既重视传统治学中有价值的瑰宝，又广泛涉及文学、历史、哲学和社会科学、自然科学基础等各个领域，努力做到传统与现代、东方与西方、人文社会学与医学科学等诸多因素的协调融合，从经史子集、古今中医名家的诗词书画著作赏析、人与社会的关系、现代科技发展动态等几个维度出发，满足读者获取知识、提高素养的要求。读本在语言风格上力求雅俗共赏、饱含情趣、详于叙事、略于说明，体现"学习尽在其中、情怀尽在其中，故事尽在其中"的写作特色。

令人感动的是，严世芸教授、王键教授等中医教育大家怀着对中医药事业的强烈使命感亲自参与策划，同时，各位作者在繁忙的教学和科研工作之余，仍以一腔热情，组成跨校、跨学科的共同体，潜心投入读本编写之中。首批读本的编写历时两年余，其间召集各类研讨活动二十余次，其编写过程本身就创造了一次次沉淀学术、积极思辨、凝练共识的机会。在此，对各位前辈和同道致以崇高的敬意。

期待通过读本写作这一纽带，引发大家对中医药教育和医学事业的深度思考，尤其希望获得各位读者的学习心得和智慧贡献，以致教学相长，共同进步。

上海中医药大学副校长

胡鸿毅

全国中医药高等教育学会常务理事、教学管理研究会理事长

2014 年 9 月

前　言

　　中医古籍在中医药学术体系的构建和发展过程中发挥了不可替代的作用，是载录中医历代防病治病经验、学术流派传承演变、医学人文知识背景等最重要的资源宝库。中国当代科学家因受《肘后备急方》相关记载启发而进一步研制成功抗疟药物青蒿素，于2015年获得诺贝尔生理学或医学奖，无疑是中医古籍在整个医疗体系中拥有重要地位的有力佐证。

　　为此，我们编写了《中医古籍与藏书文化》一书，旨在让读者通过掌握上篇中的中医古籍基本知识，得以在浩瀚的书海中有方向有目的地选择相应的文献，为提高专业能力所用；同时，中医古籍中含有大量的历史文化信息，读者在汲取专业营养的同时，犹可濡染传统汁液，补苴历史知识，提炼系统脉络，为终成一代名医大家蕴蓄基阶；再者，对一些有志于从事古代文献研究的特定读者而言，希望能激发其学习兴趣，指点一二入门途径，为日后的专业学习和工作做好铺垫。本书下篇的明清时期官私藏书、大型丛书类书的相关内容则将中医古籍置于历史文化的大背景中予以展示，期冀达到弘阔视野、提升立意的目的。

　　愿本书是一帙别具生面的有益读物，能助力读者从多个角度更好地解读和利用中医古籍这一文化科技瑰宝。

金芷君

2016 年 3 月

目 录

上 篇 中医古籍的前世今生

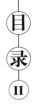

下 篇 明清官私藏书

上 篇

中医古籍的前世今生

第一章　从早期文献的几种基本载体形制谈起

第一节　甲骨与金石

一、甲骨与中医药的密切关系

（一）甲骨文的基本概念

中国文字的雏形，大概可以追溯到新石器时代陶器上的象形文字符号。而真正意义上传世的中国文字，则要数殷商时代的甲骨文了，因为甲骨文已经脱离了图形阶段，向着线形发展，并已具备了中国书法的三个基本要素——用笔、结字、章法。

商代统治者崇尚神灵等超自然的存在，凡事必先占卜。占卜内容多为商王对祖先的祭祀与对自然神鬼的求告，以及对天象、农事、年成的关注，以期预示吉凶，得到保佑。《周礼·春官宗伯·大卜》中概括了占卜内容的主要范围："以邦事作龟之八命，一曰征（征伐），二曰象（现象、象征），三曰与（予人物），四曰谋（谋议），五曰果（事成与否），六曰至（至与否），七曰雨（下雨否），八曰瘳（病愈否）。"

由于甲骨文是在殷商时代用坚硬的契刀凿刻于龟甲或兽骨上的，故甲骨文又称为"契""契文""殷契""殷文"等。又因当时刻写在甲骨上的文字内容主要为卜辞或与占卜祭祀有关的纪事，故又称"卜辞""贞卜文字"（或认为"卜"字既可表示钻灼后甲骨上的裂纹之状，又表示裂纹时的象声词）。（图1-1）

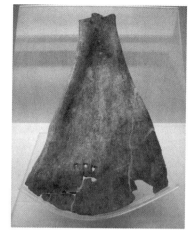

图1-1　商代卜骨

（二）甲骨文与中医药的关系及其发现经过

据《史记·秦始皇本纪》所载，始皇焚书时，医药、卜筮、种树之书不在其列，《三字经》则谓"医卜相，皆方技"，可见古代卜术、医药是相近的学科门类。孙思邈《千金要方》首篇《论大医习业》中明言道："欲为大医，必须谙《素问》《甲乙》《黄帝针经》……又须妙解阴阳禄命、诸家相法，及灼龟五兆、《周易》六壬，并须精熟，如此乃得为大医。若不尔者，如无目夜游，动致颠殒。"灼龟，即是占卜，可见古代医家对占卜之术的重视程度。

具有传奇意味的是，甲骨文在近代被发现并受到重视的过程竟是中医医疗活动中一个具有历史意义的意外收获。据说在19世纪末（1899），清代国子监祭酒、金石学家王懿荣因患疟疾而服用中药，不经意中发现药剂中有一味龙骨，上面竟然刻有文字，于是立即派人至抓药的药铺——宣武门外菜市口达仁堂问明来历，这才知道原来从19世纪80年代开始，河南安阳小屯村村民就从殷墟中挖掘甲骨充为"龙骨"卖给药店。于是王懿荣从药铺中又选购了一些文字比较鲜明清晰的"龙骨"，经仔细考订，推断是商代的卜骨。至此，被深埋地下三千多年的殷商甲骨文才得以昭然于世，并由是而开启了甲骨文研究之门。而"甲骨文"一词的出现，则可追溯至 20 世纪 20 年代初陆懋德的《甲骨文之发现及其价值》一文。

2005 年，甲骨文的发现地河南安阳建造了殷墟博物苑。2006 年 7 月 13 日，在立陶宛首都维尔纽斯召开的联合国教科文组织第三十届世界遗产大会上，安阳殷墟遗址通过评审，作为世界文化遗产被列入《世界文化遗产名录》。

（三）甲骨中的医学内容

著名甲骨学者胡厚宣（1911—1995）在 1944 年所著的《殷人疾病考》中做了统计，"殷人之病，凡有头、眼、耳、口、牙、舌、喉、鼻、腹、足、趾、尿、产、妇、小儿、传染等一十六种"，并与现代医学之分类加以比较，认为"具备今日之内、外、脑、眼、耳鼻喉、牙、泌尿、产妇、小儿、传染诸科"。而他此后对更多的甲骨文献做进一步统计，发现卜辞中载有各种疾病达 40 种左右，还记载了药物名、针灸按摩等治法、个人与环境卫生等多个方面的内容，并且每一条涉医卜辞大都记载了一则病例，所以可以认为是医案的最早源头，比《庄子》中的医案雏形及《史记》所载仓公"诊籍"要早 1100 ～ 1300 年。

二、金石中的医药内容及珍贵遗迹文物

所谓"金石"，即指"金石文字"。我国古代称铜为"金"，所以"金文"主要是指青铜器上的铭文。石文，指刻石，大至摩崖，中至碑碣，小至玉版、玉佩所刻文字，皆可属之。

（一）金文及医药相关铜器

夏商周三代是我国历史上的青铜时代，青铜器的铸造代表了当时物质文明的最高水平。其时凡重大的历史事件，都要铸造青铜器并刻以铭文记载。因金文多铸于乐器钟、礼器鼎之上，故又称"钟鼎文"。

商代的金文铭辞字数较少，如目前已出土的最大青铜器"后母戊鼎"（曾名"司母戊鼎"）的腹内壁仅有铭文"后（司）母戊"三字（图1-2）。而西周时期的青铜铭文得到了高度发展，其中铭文最长的毛公鼎达497字（一说499字），记叙了周宣王册命诰勉其臣毛公廇（yīn）的词句，其铭文气势宏伟、结体庄重，线条质感饱满丰腴、圆转肥厚，是金文书法的一篇典范之作。

金文中的医药内容较为少见，历史上主要有两件与医药有关的铜器：一件是汉代的医工铜盆，出土于河北满城汉墓，铸有"医工"二字铭文（图1-3）；另一件是北宋王惟一主持铸造的针灸铜人，体表上铸有穴位名称。严格地说，这两件器物只能是算医学文物，称不上真正的医药文献。

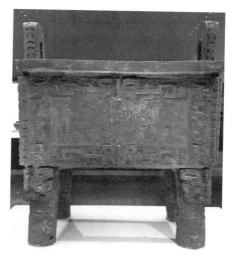

图1-2　后母戊鼎

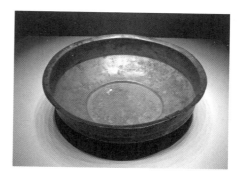

图1-3　西汉"医工"铭文（见左侧）铜盆

（二）石刻文的基本形式和字体演变

战国末年，青铜器的铸造开始衰落，代替金文而起的是石刻文。

战国时的"石鼓文"堪为石刻文字的代表之作，为战国时秦国（也有人认为是西周时期）所刻，是我国现存最早的石刻文字，故被尊为"石刻之祖"。石鼓文是因为文字刻在十个形如鼓状的石上而得名于唐代张怀瓘之《书断》。因其内容主要是记叙贵族游猎之事，故又称"猎碣"。

根据其出土处说法的几种不同版本，又有"陈仓十碣""雍邑刻石""岐阳石鼓"等名称。石鼓上所刻字体为秦始皇统一文字前的大篆，即籀文。（图1-4）

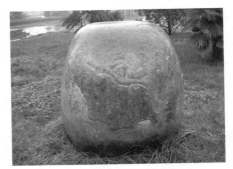

图1-4 石鼓（复制品）

秦嬴政二十八年（前219），始皇东巡郡县，上邹县峄山，与鲁国诸儒生商议，立石刻辞歌颂秦德，并计议封禅望祭山川之事。此"峄山刻石"为秦始皇巡行途中所立的第一个刻石，也可以视为我国历史上最早的纪功刻石。此后又立泰山刻石、琅琊台刻石、之罘刻石、东观刻石、碣石刻石、会稽山刻石，共七大刻石，形成了两千余年来中国书法表现史上的一种重要形式。秦刻石上所刻字体为秦统一文字后使用的秦篆，即小篆。（图1-5、图1-6）

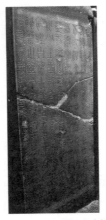

图1-5 宋重刻"峄山刻石"

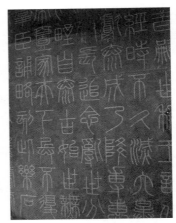

图1-6 清重刻"会稽山刻石"

东汉时期，盛行门生故吏竞相为其府主歌功颂德之风，形成了"碑碣云起"的盛况。《张迁碑》《衡方碑》《曹全碑》《史晨碑》等都是不同风格隶书的代表性碑石。另一类石刻则是用以记录劈山开路、修治水利等重大工程的摩崖石刻，著名的如《石门颂》《西狭颂》等。此外，由蔡邕等倡议发起，并用标准八分隶书书写的《熹平石经》则是石刻经书的典范之作，据说石经立成后，每天前来观看及摹写者所乘坐的车舆达一千多辆。（图1-7）

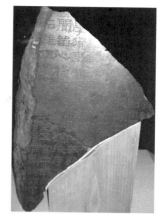

图1-7 东汉《熹平石经》残碑

北朝皇帝喜爱刻石纪功，故刻碑之风极盛。因北魏在整个北朝中历时最长，书法水平也最高，故将包括东魏、西魏、北齐和北周在内的整个北朝的碑刻书法作品通称为"魏碑"，方笔刚健是其代表风格。康有为等将北魏时期的洛阳龙门石窟造像记中的精品整理为《龙门二十品》。北魏书法是一种承前启后的过渡性书法体系，对隋唐楷体的形成产生了巨大影响。

唐代是碑版石刻最为繁荣的时代，这一时期的石刻作品数量众多，冠绝古今。唐碑已具备了各体书法，但以正楷为主，故书法史上有"秦篆、汉隶、唐楷"之说。欧阳询76岁所书《九成宫醴泉铭》（简称《九成宫碑》）被誉为千余年来楷书登峰造极之作，"唐楷第一"。唐代另外两位家喻户晓的楷书名家是颜真卿、柳公权，"颜筋柳骨"的书法风格，真正可谓珠联璧合。颜真卿的《多宝塔碑》、柳公权的《玄秘塔碑》分别是其风格的代表之作。（图1-8）

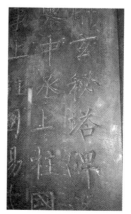

图1-8 唐柳公权《玄秘塔碑》

在洋洋大观的唐代碑刻中，还有重要的一员，那就是刻成于唐开成二年（837）的石经——《开成石经》，又称《唐石经》，其以楷书刻《周易》《尚书》《毛诗》《周礼》《仪礼》《礼记》《左氏传》《公羊传》《穀梁传》《孝经》《论语》《尔雅》等十二种儒家经典，故又称《石刻十二经》。

（三）刻石医方价值及实例举隅

古代贤德之士好集方书，不仅仅书诸笔端，且往往刻石以传。因为先贤们认为，药剂等分，差之毫厘，失之千里，轻重之舛，生死系焉。而版刻或写本，极易讹传，故刻之于坚贞的碑碣崖石之上，可以昭示天下，传之弥久，可谓用心良苦。

医方刊刻之处并无定式，或刻于洞窟，或刻于山崖，或刻于祠堂，还有的刻于厅壁等。

早期著名的刻石药方位于世界文化遗产——龙门石窟之药方洞口过道两侧的岩石上，其凿刻年代有北齐说、隋唐说、唐代说等不同的版本（图1-9）。据不完全统计，药方洞刻有药方约140个，其中属于灸法的约

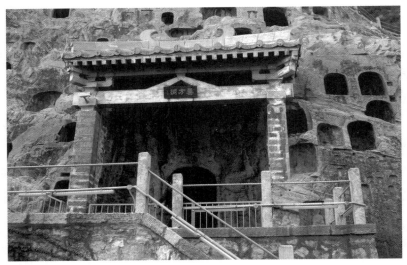

图1-9 洛阳龙门石窟"药方洞"

有 23 个，药物治疗约 117 个；能看清的病名约 46 种，如疟、反胃、心痛、消渴、癫狂、小便不通、痒病等；剂型有丸、散、膏、汤；用药方式有内服、外敷、洗、熏等。

石刻医方甚至可以起到改变医疗观念的巨大作用。宋代时，岭南等地的人们普遍忌医讳药，苏东坡《书柳子厚〈牛赋〉后》中就说道："病不饮药，但杀牛以祷，富者至杀十数牛。死者不复云，幸而不死，即归德于巫，以巫为医，以牛为药。间有饮药者，巫辄云神怒，病不可复治。亲戚皆为却药，禁医不得入门，人牛皆死而后已。"宋代广西转运使陈文忠因见到当地有患病不服药而惟祷神的习俗，于是将《集验方》刻石后置于桂州驿馆，自此以后，始有服药者。

宋代郭思萃取孙思邈《千金要方》及《千金翼方》中的简、便、验方及针灸法汇编成《千金宝要》，共分妇人、小儿、中毒等 17 篇，刊印成书，并于宣和六年（1124）录取书中药方 900 余首刻碑于华州公署，使寻常百姓患病时可对病检方，从石碑上拓下或抄录所需方子，以达其"久欲阐扬此书"之念。明代隆庆六年（1572）秦王朱守中因喜其方之简便，药之近易，而天下游耀州真人洞（今陕西省铜川市耀州区药王山）者岁无虚日、日无虚时，为游人抄录摹拓之便，故又再次将《千金宝要》方刻石立碑于洞前（图 1-10）。同时另刻《海上方》碑，以歌诀形式，录方 121 首；又刻《孙真人枕上记》，内容简便易懂，颇受欢迎，如"侵晨

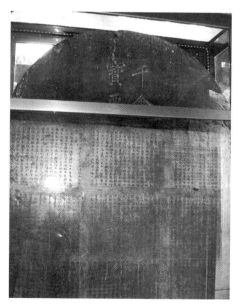

图 1-10　陕西药王山明刻
《千金宝要》碑

一碗粥，夜饭莫教足""食饱行百步，常以手摩腹""怒甚偏伤气，思多太损神""安神宜悦乐，惜气保和纯"。

今广西桂林市南溪山刘仙岩是个神秘的洞府，高2米，宽7米，深36.3米，面积281平方米，传说为北宋名叫刘景（仲远）的道仙隐居春药炼丹处。宋宣和四年（1122）吕渭刻《养气汤方》于刘仙岩壁，包括药名、分量、服法及疗效等。

宋代洛阳兴国寺立有该寺无际禅师所传治疗骨科疾病之"换骨丹药方"碑，记述了药物组成（当归、细辛、川乌、草乌、牛膝、甘草、甘松、防风、山药、香白芷、柏胶、天麻等）、药丸制法、服法、适应病证等内容。

北宋医官王惟一为创制针灸铜人，曾先行撰写《铜人腧穴针灸图经》，并刻于石碑上。1965~1983年，北京曾先后发现此宋碑残石七方，现藏于中国国家博物馆。（图1-11）

明代政府为了制止早婚弊习，以保护妇女儿童身体健康，曾刻有禁止早婚的石刻，以加强官方条告的传播力度和延长其传播时限。在四川省仪陇县高石坎村及剑阁县龙源镇现仍各存有一方禁止早婚的石刻遗迹。其内容为："都察院示谕军民等知悉：今后男婚须年至十五六岁以上方许迎娶，违者父母重责枷号。地方不呈官者，一同枷责。"两方石刻年款分别是万历九年（1581）和万历十三年（1585）。

图1-11 《新铸铜人腧穴针灸图经》残碑（局部）

所谓"玉文",又称"玉书",是指镌刻在玉或玉器上的文字。目前所知与中医关系较为密切的早期玉文见于战国时期的气功文物——《行气铭》(图1-12)。此玉为十二面棱柱形,中空不穿顶,每面阴刻篆文3字,连重文共计45字,其文为"行气,深则蓄,蓄则伸,伸则下,下则定,

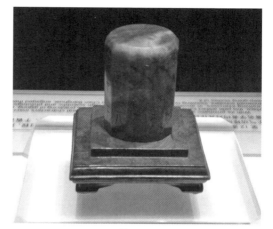

图1-12　战国行气铭玉文

定则固,固则萌,萌则长,长则退,退则天。天丌春在上,地丌春在下。顺则生,逆则死"(丌,同"其";春,通"冲"),为描述吐纳呼吸一个回合的过程。这是迄今发现的有关气功的最早文字记录,郭沫若等数位大家均曾对其进行释读。值得一提的是,2008年北京奥运会纪念银盘上特将此段文字铸于背面,充分说明了其在养生体育方面所具有的代表意义。

(金芷君)

第二节　简牍与帛书

简牍与帛书是纸张尚未发明前我国古代真正意义上的最重要的文献载体,使用的时间极为漫长,因而保存的历史信息也十分数量可观和原汁原味,一些与之相关的词汇如"尺牍""删削""卷"等沿用至今。

在已出土的简牍和帛书中，与医药养生相关的内容不在少数，兹举一些代表性的实例，借以管窥当时的历史文化风貌和医学发展进程。

一、简牍

（一）简牍常识

"简"是狭长的竹片，"牍"是比简更宽大的木片，二者经加工后作为记录文字的载体，称为"简牍"。简牍用编绳串连起来就成为"简策"，是古代正式的书籍。

每枚竹简一般只写 1 行（少数写 2 ~ 3 行），每行字数从 1 ~ 2 字至 30 ~ 40 字不等。而木牍则较宽，可写 3 行以上。

简牍的使用时间很长，约有 1000 年的历史，直到公元 3 ~ 4 世纪缣帛、纸张盛行才被取代，所以保留了珍贵的历史信息。

由于年代久远，简牍容易朽烂，故简牍文献流传实物已极难寻觅。现在所见基本是后世出土的。

（二）简牍相关词汇

由于简牍的使用时间很长，所以因简牍而发明的一些词汇在历史的长河中流传下来，沿用至今，听来耳熟能详，如：

笺——小的竹简，做读书笔记或一般记事时用。

尺牍——长、宽各一尺的木牍，常用于书信、医案。

版图——用宽大的木牍绘制的山川形势图，唐代刘禹锡《和州刺史厅壁记》："考前二邦之籍与版图，才什（十）伍六，而地征三之。"

韦编——简策的编绳通常为麻绳或牛皮绳，牛皮称"韦"。《史记·孔子世家》："读《易》，韦编三绝（绝，断）。"

删削——用小刀来削改简牍中写错的地方，后世借指修改文章。

杀青——为防虫蛀，须先用火烤干竹简中的水分，称为"杀青"。汉代刘向《别录》云："新竹有汁，善朽蠹，凡作简者皆于火上炙干之，炙令汗，去其青。"《后汉书·吴祐传》："欲杀青简以写经书。"后借指文章著作写定完稿，如南宋陆游《读书》："三苍奇字已杀青。"

学富五车——墨子、孟子等出门时身后常有装载简策的车子随行，庄子的朋友惠施有五车简策。《庄子·天下》："惠施多方，其书五车。"以此形容人有学问。

罄竹难书——原指要写的事太多，写不过来；后用来形容罪行极多，难以写尽。《吕氏春秋·明理》："此皆乱国之所生也，不能胜数，尽荆越之竹犹不能书。"《旧唐书·李密传》："罄南山之竹，书罪未穷；决东海之波，流恶难尽。"

（三）秦汉时期涉医简牍

2012年7月～2013年8月，四川省成都市金牛区老官山工地发掘出大量西汉医简，经过初步整理，分为9部医书，其中除《五色脉诊》之外，其余8部都没有书名，暂定名为《敝昔（扁鹊）医论》《脉死候》《六十病方》《尺简》《病源》《经脉书》《诸病症候》《脉数》。其中《敝昔医论》简文曰："敝昔曰：人有九徼（窍）五臧（藏）十二节，皆鼍于气……"

自1907年英籍匈牙利人斯坦因在新疆及敦煌西北的汉代长城烽燧遗址内掘得两汉西晋简牍1000余枚，1914年中国学者罗振玉、王国维研读考释这些简牍照片并编成《流沙坠简》以来，已整整过去了一百年。这一百年期间，全国各地多处发掘出秦汉简牍，其中大多含有一定数量的涉医内容，如《流沙坠简》中就有医方11简。

1930年，瑞典人贝格曼在今内蒙古额济纳河流域的居延汉代烽燧遗址中，掘得两汉木简1万余枚，是新中国成立前出土简牍最多的一次，其中有戍边士卒的疾病、治疗、医方等内容。

1972年11月，甘肃武威县（今属武威市）旱滩坡一座东汉墓出土，共有简牍 92 枚，计木简 78 枚，木牍 14 方。这批简牍的内容均为治病医方，现上海中医药博物馆中有其复制品陈列。（图 1-13）

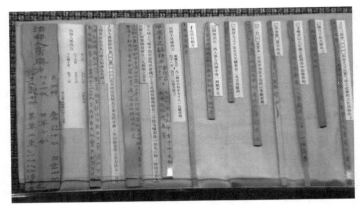

图 1-13　武威医简（复制品）

1973 年，在湖南长沙马王堆 3 号汉墓中发掘出一批医学简、帛，其中医简共 200 枚。经整理，编成 4 部医学简书，分别定名为：《十问》《合阴阳》《天下至道谈》（以上三部为竹简）及《杂禁方》（木简），主要内容为汉代十分流行的道家养生及性保健等内容。其中，《天下至道谈》对"七损八益"等问题的详尽阐述可补《素问·阴阳应象大论》所述之不足。马王堆位于湖南省长沙市区东郊浏阳河旁，据地方志记载，此地为五代十国时期楚王马殷及其家族的墓地。

1977 年，安徽阜阳双古堆出土西汉早期第二代女（汝）阴侯夏侯灶墓随葬简牍，其中与医药养生有关的有《万物》《行气》等。据考证，《万物》撰写于战国，是迄今发现的最早的药物学著作，早于《神农本草经》，其中可辨认的药物 70 多种，包括植物、矿物、动物药，主治疾病 30 多种，如"已癃以石韦与燕矢也"，"贝母已寒热也"，"蜘蛛令人疾行也"，"梓根汁可为坚体也"，"商陆羊头之已鼓胀也"等。《行气》则主要讲述行气的功能和方法，如"气则可食"，"物之寿者何也……非因美食佳肴……寡而无嗜，是所以长寿……守神而藏……内（纳）气……之有方乎？曰：有。凡内气……去（欲）则精，精存则强……奉其真以顺其天命"等。

1983～1984年，湖北江陵县张家山发掘出3座汉墓，约为公元前2世纪中期之西汉吕后时期至文帝初年间的墓葬。墓中出土竹简约1000枚，经整理得8部古书及遗册，内容涉及律书、历法、术数、方技，其中有两部古医书——《脉书》《引书》。其中，《引书》载录了35个导引术的名称及动作要领，并论述了导引养生防治疾病的方法，是一部系统的导引专著。

二、帛书

（一）缣帛常识

缣是双丝织成的细绢，比单丝织的绢更细密牢固，且不漏水，容易上色，很适合毛笔蘸墨书写。帛为丝织品的总称，包括缟、素、绡、绢、缣等。写上字、绘上画的缣帛就称为"帛书""帛画"。

在我国春秋战国至秦汉时期，简、帛是同时使用的，如《墨子·明鬼》曰："故书之竹帛，传遗后世子孙。"《晏子春秋·外篇》谓："著之于帛，申之以策。"《灵枢·病传》则曰："生神之理，可著于竹帛。"

缣帛在古代是一种较为贵重的文献载体，主要为贵族所用，用以记载他们的言行、功德，或以之绘画来祭祀鬼神等，或作为改定后的正式文本，如西汉刘向为汉成帝校书20余年，"皆先书竹，改易刊定，可缮写者，以上素也"。

（二）缣帛的优点与不足

1. 缣帛的优点

较之于简牍，缣帛具有不可比拟的优点。

首先是轻便。比如6万左右的文字约需竹简3000根，而用缣帛一束就可以写完，并且可随意折叠，收藏十分方便。一束缣帛由左向右卷起来即成为一卷书，至今仍用帛书的"卷"作为书籍的计量单位。卷子还是后世卷子本和卷轴制度的起源。

其次是美观，质地细致。精美洁净的缣帛一般划有红色朱丝栏或青色乌丝栏，再配上书法精美的毛笔字，使红、白、青、黑等诸种颜色交相辉映，阅读起来十分赏心悦目。

再者，缣帛还具有尺幅较大，适于绘图，易于上色的特点。

由于帛书的诸多优点，故其流行时间远比简策长久。真正意义上的纸张发明以后，简策逐步淘汰，但帛书仍历行不衰。且缣帛还是"纸"字的本来意义——《后汉书·蔡伦传》曰："自古书契多编以竹简，其用缣帛者谓之纸。"

2. 缣帛的不足

虽然缣帛有诸多优点，但还是存在一定不足。

首先是价格昂贵。缣帛成本很高，一般来说只有皇室、贵族或富有之家才有能力置备得起，所以在当时，其普及率不如简策高。

其次是质地娇嫩，容易风化、腐烂，不易长时间地保存。所以，在马王堆汉墓之前出土的完整帛书并不多见。

（三）马王堆医学帛书

1973年，轰动于世的湖南长沙马王堆3号汉墓出土了大批帛书，皆折叠成长方形，储藏于漆奁之中。帛书幅宽48厘米（阔幅）或24厘米（狭幅），大部分为朱丝栏，篆、隶二体墨书。

经专家整理分类，得28种古籍，2幅地图，1幅导引图，共计12万余字。其内容涉及战国至西汉初期的政治、历史、军事、天文、医药等各个方面，堪称古代文献的大发现。

此批帛书多数抄录于战国末至秦代（用六国古文和小篆），少数抄于西汉初年（用隶书）。其中属于医药类的共有 10 种，即《足臂十一脉灸经》《阴阳十一脉灸经》（甲、乙本）、《阴阳脉死候》《脉法》《五十二病方》《杂疗方》《胎产方》《却谷食气》《导引图》。其成书年代要早于《黄帝内经》100 ~ 200 年，甚至更长，其文献和学术价值之高不言而喻。

其中，《五十二病方》记载 52 类（今实存 45 类）疾病，具体包括内、外、妇、儿、五官等各科疾病 103 种；现存医方 283 个（估计原数在 300 个以上），用药达 247 种。此书真实地反映了我国西汉以前的临床医学及方药学的发展水平，其中以外科（含伤科、皮肤科）疾病及治方所占比例最大，成就也最为突出。《五十二病方》中的有些方例已被收入《医古文》教材中。

而《导引图》则是我国现存最早的一卷保健体育运动题材的工笔彩色画，系公元前 3 世纪末的作品。图中用彩色描绘了不同年龄的男女体操动作 40 多个，旁边还附有简单的文字说明，如有螳狼（螂）、龙登、熊经、猨虖（呼）、鹞北（背）、鹤□（五禽戏）等。它使古代文献中散失不全的多种导引与健身运动找到了最早的图画实物，对导引的发展、变化研究提供了可贵的线索。

（金芷君）

第三节　纸与卷子

一、涉医古纸与写本卷子

（一）纸与涉医古纸

据《后汉书·蔡伦传》可知，蔡伦（61—121）为中国"四大发明"之一造纸术的改进者和成就者。

永元四年（92），蔡伦任尚方令后，常到乡间作坊察看，见蚕妇缫丝漂絮后，竹簧上尚留下一层短毛丝絮，揭下似缣帛，可以用来书写，从而得到启发，便收集树皮、废麻、破布、旧渔网等原料，在宫廷作坊施以锉、煮、浸、捣、抄等法，试用植物纤维造纸，终于造出植物纤维纸。元兴元年（105），他将造纸过程、方法写成奏章，连同植物纤维纸一同呈报汉和帝，由此正式宣布"蔡侯纸"问世。

现存最早的涉医古纸是新疆浦昌海（今罗布泊）北出土的数片医方残纸。其中一片残纸上书"腹中不调一岁饮一丸不下至三丸二岁三丸☐七丸不下稍曾至十丸"，罗振玉说："右（上）医方虽书纸上，然书迹甚，殆在魏晋之间。曾与增同。"此方无具体病证及药物，显系缺前页所致。

其他涉医的古纸还有新疆于阗（今和田县）出土的《黄帝明堂经》残卷，约为南北朝时的写本，20世纪初被沙俄劫去，现藏俄罗斯科学院东方研究所圣彼得堡分所。1972年，甘肃武威出土的一片西夏时期药方残纸中上有西夏文写的药名病名。1959～1977年，新疆吐鲁番先后出土唐代涉医古纸约数十片，内容有药方、针灸法和兽医方。这些零残涉医古纸中，文字保存甚少，已很难辨析其全貌，但是作为医学史料仍然弥足珍贵，值得重视。

（二）写本卷子

六朝至唐代，写本都是以卷子的形式出现的，五代至北宋初仍有卷子。明代胡应麟《少室山房笔丛》谓："唐人写本存于今者皆为长卷，如手卷之状，收藏家谓之卷子本。"卷子一般高25～29厘米，长度则不一定。卷子在文字结束的尾端有用木棒或其他材质做成的轴，便于不读时从左至右卷成一束，故又称"卷轴"。

隋唐时期是我国写本书的极盛时期。由于当时社会趋于稳定，科学技术发展较快，宗教盛行，加之封建统治者对书籍异常重视，广集图书，使得要求记录和书写的东西不断增加。同时，手工业迅速发展，造纸技

术不断进步，为抄写书者提供了物美价廉的书写材料，从而促进了抄书业的迅速发展。（图1-14）

二、敦煌医药卷子

敦煌位于甘肃、青海、新疆三省和自治区交汇处，是历史文化名城，尤因莫高窟艺术宝藏而举世闻名。

莫高窟在今甘肃省敦煌市中心东南25公里的鸣沙

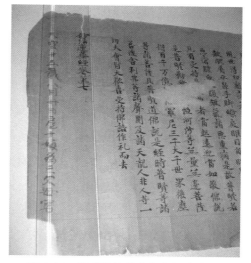

图1-14 唐《妙法莲华经》写本卷子

山东麓的断崖上，创建于前秦建元二年（366），历经北凉、北魏、北周、隋、唐、五代、宋、西夏、元等朝代相继凿建，到唐时已有1000余窟龛，经历代坍塌毁损，现存洞窟492个，保存着历代彩塑2400多尊，壁画4.5万余平方米，唐宋木构窟檐5座。宋仁宗景祐二年（1035），西夏入侵，占领敦煌，莫高窟和尚逃难前将大量经卷、文书、绣画、法器集中藏在一个洞窟的复室里，外面用泥壁封死，绘上壁画，不露痕迹——这就是著名的藏经洞。

藏经洞中藏有层层叠叠的经卷和抄本书籍，还有画着佛像的绢幡、织物、法器。遗书多数为手写本，其中不少写本是书法精品，也有少量稀世罕见的雕版印本。内容以佛经居多，另有不少道家、儒家经典，以及天文、地理、历史、医药、占卜、信札、账册、户籍、契约等文献。这些是人类文化史上的重要遗产。

据统计，敦煌卷轴总数超过50000件，国内残存1/4，国外收藏3/4。其中俄罗斯科学院东方学研究所圣彼得堡分所收藏数量最多，法国巴黎国立图书馆所藏内容最精，英国国家图书馆保存卷轴最佳。日本龙谷大学、天理大学、大谷大学收藏了吉川小一郎、橘瑞超掠取的 3000 件卷子。其他如德国、美国等地也有收藏。

中国中医科学院马继兴研究员经多年搜集，综合英国、法国、日本、德国、北京及国内私人所藏，得 80 种敦煌医药文献，编成《敦煌古医籍考释》。另外，书中还编入吐鲁番等其他西域出土的医学卷子 13 种，共计 93 种。而该书中未包括的数量最多的俄藏敦煌文献中，医药文献有 6 种，因此目前现存的敦煌医药文献共计 99 种。

马继兴在《敦煌古医籍考释》中将敦煌医学卷子分为 11 类：①医经类；②五脏论类；③诊法类；④伤寒论类；⑤医术类；⑥医方类；⑦本草类；⑧针灸类；⑨辟谷、服石、杂禁方类；⑩佛家道家医方；⑪医史资料类。

这批敦煌医药文献的学术价值主要体现如下几个方面：

1. 弥补隋唐时期医学文献大量散佚的缺憾

魏晋至唐末五代的医药著作种类繁多，据隋唐史志所载，不下二三百种，然而保存至今的却屈指可数，仅有《肘后备急方》《诸病源候论》《千金要方》《千金翼方》《外台秘要方》《经效产宝》《刘涓子鬼遗方》等数种。而敦煌医学文献的出土，极大地丰富了这一时期传世医书的数量。

2. 为古医籍校勘辑佚提供重要资料

敦煌卷子医书大多是雕版印刷发明以前的古人墨迹，真实地展现了古卷子的型制、纸张、用墨、字体、书写格式，尤其是本草类著作中的"朱墨间书"及各种符号标识，保存了古代本草文献的原貌，故可为多种传世古医籍的校勘提供早期的依据。

此外，敦煌医学卷子中还保留着不少失传古医书的佚文，这些佚文为辑佚复原古医书提供了重要的原始资料。如唐初官修药典《新修本草》于宋以后失传，仅有部分佚文散见于历代本草著作及其他文献中，而敦煌卷子中的《新修本草》残卷就有 4 种，均系不同的早期传写本，可供辑佚参考。

3. 反映六朝隋唐时期的医学成就

敦煌卷子医书涉及医药学的各个方面，全面反映了我国六朝隋唐以前的医学成就。

诊法方面，敦煌卷子中有脉法专著多种，既有直接辑录王叔和《脉经》的内容，也有不少与《脉经》所载不同的脉象，如《平脉略例》中有 19 种脉象主病未见于传世医书，《玄感脉经》中 23 种脉象主病及 6 种死脉也与传世医书所载不同，对脉诊的研究很有意义。

药物学方面，敦煌卷子医书保存了我国唐代及以前的 4 种重要本草著作的早期传本，为《本草经集注》《亡名氏本草序例》《新修本草》《食疗本草》。尽管皆为残卷，但却是吉光片羽，弥足珍贵。《新修本草》残卷的发现，证明了该书在国家颁行后 8 年之内就传播到遥远的边疆。《食疗本草》作为唐代一部最著名的饮食疗法专著，至今仍有重要的参考价值。

方剂学方面，敦煌卷子医书中保存的医方达 1024 首，大都是六朝、隋唐时期医家通过长期临床实践的验方、效方，其治病范围涉及内、外、妇、儿、五官等科，以及解金石中毒方。敦煌卷子医书中还记载有许多外治用方，如用于膏摩、药浴、灌肠、坐药、磁疗、盐熨等的方剂。唐人写本《备急单验药方》1 卷，是一部民间备急单验方专书，保存完好，是唐以前从未见诸目录学记载的方书。另外，在敦煌医药卷子中还首次发现了已佚的古经方书及古经方汤 16 个，填补了《汉书·艺文志》所讲的古经方十一家的空白。方剂中的面脂、面膏、乌发、洗发、香衣等内容，将中医药拓宽到了美容美发护肤的领域。

针灸学方面，《灸法图》《新集备急灸经》等是目前所见最古老的针灸图。图谱中将病证与穴位用线连接起来，可按症取穴，图文并茂，形象生动。

此外，敦煌卷子医书在气功养生、佛道医学及藏医学等方面也有许多具有重要意义的记载。

4. 帮助解决医史文献上的疑难问题

由于敦煌卷子医书的抄写年代下限不晚于五代末期，故可据此判定一些医史文献学上长期争议未决的撰年问题。例如《王叔和脉诀》是流传较广的传世古医籍，书中虽题有魏晋医家王叔和之名，但因其内容、体例均与王叔和编撰的《脉经》迥异，故历代医家皆认为此书是后世托名之作。但在其撰年问题上又有三说：一为宋代陈言、元代王好古主张的"六朝"说，二为以明代吴崑、李时珍为代表主张的"五代"说，三为北宋"熙宁以后"说。而敦煌卷子医书《七表八里三部脉》《青乌子脉诀》中的七言歌诀的体裁、文字均与传世本《王叔和脉诀》相同，足证《王叔和脉诀》的撰年当在五代以前。

（王兴伊、金芷君文，金芷君图）

参考文献

［1］金芷君，张建中 . 中医文化掬萃 . 上海：上海中医药大学出版社，2010.

［2］张如青，唐耀，沈澍农 . 中医文献学纲要 . 上海：上海中医药大学出版社，1996.

［3］刘昕 . "甲骨文"名称的由来 . 北京晚报，2015-11-24（35）.

第二章　古籍版本及古医籍中的命名避讳常识

　　版，原指用以书写的木片，"版本"二字合成一词始于北宋，指同一种书籍经过多次传抄、刻印或因装订等的方式不同而形成的各种不同本子。狭义的"版本"则专指木版雕刻印造的古籍。雕版印刷术的发展，一般认为是起于唐，成于五代，盛于两宋，延续于元、明、清。雕版印本是我国古代书籍的主要形式，现存的古代书籍大都是雕版印本。在中医古籍中，雕版印本则占有极其重要的地位。目前所见中医古籍多为明清以后的线装版本。

第一节　古籍的版本款识与版刻形式

一、版本款识的基本常识及术语

（一）全书外观款识

1. 书衣

　　书衣是为了保护书籍而在书的前后所加的封皮，含封面、封底。一般采用较硬较韧的纸张或裱过的蓝布做书衣。封面的左上方一般都贴有书签，标以书名，有的还附有题签人的姓名（但著者的姓名一般不在书

签上出现）。（图 2-1）

由于书衣位于书的最外部，反复翻阅后易于损坏，因此使用日久之后往往会被更新。

2. 书名页

翻开书衣封面，里面题有书名的一页叫"书名页"，也叫"内封"。书名页上一般题有书名（位于正中）、著者（位于右上）、刊刻者（位于左下）及刊刻年号（位于天头）。乾隆十一年重镌之《慈幼新书》内封就较为符合典型版式。（图 2-2）

3. 扉页

扉页是指加在书籍封面后和封底前的空白页，又称"护页"或"副页"，用以保护书籍正文。（图 2-3）

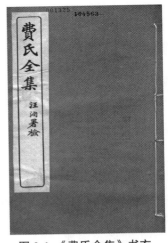

图 2-1 《费氏全集》书衣、
书签及题签者姓名

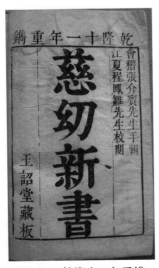

图 2-2 乾隆十一年重镌
《慈幼新书》内封

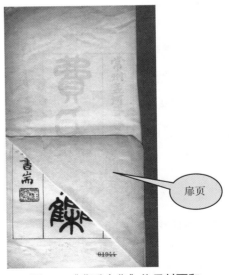

扉页

图 2-3 《费氏全集》位于封面和
内封之间的扉页

4. 书口

书口指书的左侧面，由每叶版心折缝叠合而成。版心有象鼻者，书口呈黑色，称为"黑口"；无象鼻者，书口呈白色，称为"白口"。（图2-4、图2-5）

5. 书脊、包角

书脊指书的右侧面，是线装书装订之处。

装帧讲究的古籍，在书脊的上下角包以细绢保护书籍，同时增加美观，称为"包角"。（图2-6）

6. 书首、书根

书首指书的上侧面。也叫"书头"。书根指书的下侧面。与现代图书不同的是，古籍在书架上都是平放的，

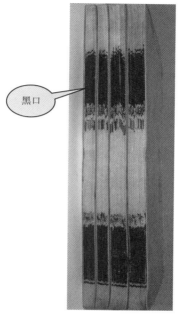
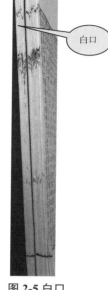

黑口

白口

图 2-4　黑口　　图 2-5 白口

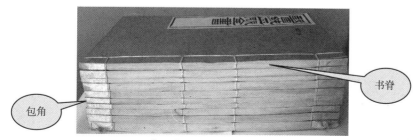

包角

书脊

图 2-6　《医统正脉全书》之书脊、包角

书首朝里，书根朝外，故一般常在书根处书写该书的书名、卷号、册次，以便排架检阅，而书脊上没有书名。（图2-7）

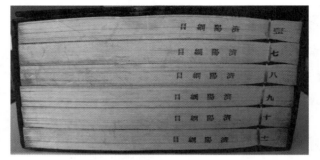

图2-7 《济阳纲目》书根处书名及册次

7. 函套

古书纸张柔软，部册较多，取用不便，容易散失，因此，常用硬板纸加蓝布裱糊成一个可展开的外套，用以包装一部书或多卷书，此外套称为"函套"，一般为四面或六面。一个函套内的书叫一函书。（图2-8）

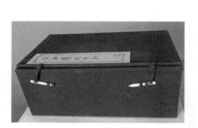 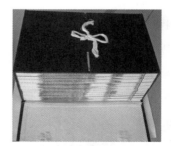

图2-8 影印本《古今医统大全》函套外观与展开

也有不用函套而用夹板的，即将一套书或多册书用上下两个与书面大小相等的木板夹起，以绳系之。为防蠹虫蛀书，一般多采用樟木做夹板。

可见，函套与夹板不仅使取书方便，也可起到保护书的作用。

（二）版面款识

一个完整的书版印出一个印张，此印张所显示的内容即为"版面"。版面中的款识术语如下：

1. 版框

版框亦称"边栏""版廓""匡郭"，系为框定版面的范围而设置的四周栏线。其中单线者叫"单边栏"，为一条粗线；双线者叫"双边栏"，一般外粗内细，也称"文武线"。双边栏一般有左右双栏和四周双栏之分。（图2-9）

不同的版本，其版框的高度与宽度往往亦不相同。

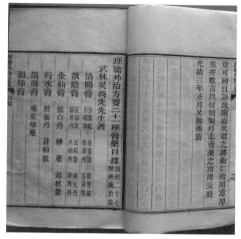

图2-9　清刻《理瀹外治方要》四周双栏

2. 界行、行款

界行又称"界格""界线"，指版框内的纵向直线，是从简册之简与简间的界限流传而来（帛书中已有之）。其中红色者称"朱丝栏"，黑色者谓"乌丝栏"。

书中的文字以界行分隔。而半叶版面的行数和每行中的字数称作"行款"，即描述某书行款可作"每半叶 × 行，每行 × 字"。如图2-10的清刻本《医学金针》的行款是"每半叶8行，每行18字"。

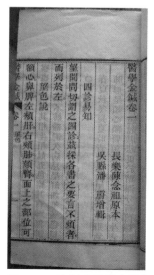

图2-10　清刻《医学金针》

3.天头、地脚

天头指版框上方的空白处，又称"书眉"。古人阅读时往往在天头处进行批注写字，称为"眉批"。地脚指版框下方的空白处，亦可以供读者批注。一般天头高度大于地脚。（图2-11）

4.版心、象鼻、鱼尾

版心指每面书页的正中折缝处，装订后形成全书的书口。

版心上下正中从版框至鱼尾间多印有用于对齐折页的标志线，仿佛象鼻下垂，故称"象鼻"，折页后形成的书口称"黑口"。也有的版心刻印书名、卷次、页码和刻工姓名等文字，折页后形成"花口"。亦有既无象鼻，亦无文字者，则称"白口"。（图2-12）

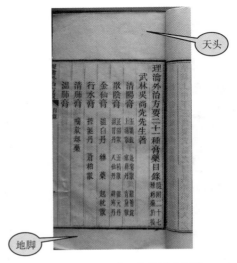

图 2-11　清刻《理瀹外治方要》
天头与地脚

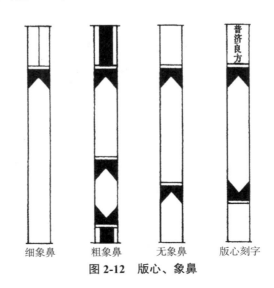

细象鼻　粗象鼻　无象鼻　版心刻字
图 2-12　版心、象鼻

为了整齐折页，版心处一般还同时刻有形状如鱼尾的对称标记。鱼尾的形状丰富多样，如空心的叫白鱼尾，双线形的叫线鱼尾，涂满墨色的叫黑鱼尾，带花式图案的称花鱼尾。从数量上说，只有一个的叫单鱼尾，上下有两个的叫双鱼尾，甚至还有三鱼尾。（图 2-13）

白鱼尾　　　　线鱼尾　　　　黑鱼尾　　　　花鱼尾

图 2-13　鱼尾

5. 书耳、抬头

书耳也称"耳子""耳记""耳格"，即在版框左右边栏上方处刻印的小方框，因如人之两耳，故以名之。其中多刻书名篇题，便于检索。

古籍中涉及尊长时，往往须提格或提行书写，将版框抬高，称为（上框）抬头。（图 2-14）

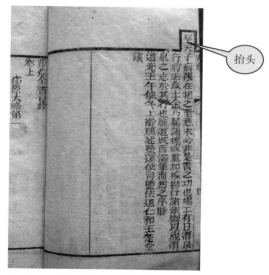

图 2-14　清刻《痧胀全书》序之上框抬头

二、丰富多样的版刻样式和字体色形

各种古籍版本除有常见的开本、版式和墨色外，还有一些特殊的类型，中医古籍自然也不例外。如在开本方面有魁本、巾箱本等大小不同，在版式方面有多层本、配补本等形式区别，字体方面有大小、软硬的差异，色彩方面还有红、蓝、双色、五彩等纷繁呈现，从而构成了古籍版本令人目不暇接的丰富样式。其内容的学术性自不待言，其形式的艺术性、观赏性亦是重要的附加价值。

（一）开本

中医线装书版面高度在一般 14 ~ 24cm，若高于此上限或低于此下限，均属特殊版本。

1. 魁本

魁者，大也。魁本，一般指版框高度大于 24cm 的大版。魁本以宋版书为多，往往高 1 尺以上。现存的大版医籍有《东医宝鉴》（朝鲜刻本）、明抄彩绘本《（御制）本草品汇精要》等。（图2-15）

2. 巾箱本、袖珍本

巾箱，为古人放置头巾之小箧。巾箱本指开本较小，可以装在巾箱里的本子，其优点是便于携带。此种刊本在南宋时尤为流行。元明罕见，清代又有流行，其中医籍亦不少。如清道光七年（1827）刊巾箱本《集验简易良方》、清光绪十三年（1887）有巾箱本《方解别

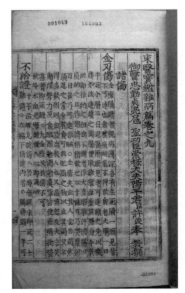

图 2-15 《东医宝鉴》
朝鲜刻本，版框高 24.3cm

录》、清道光三十年（1850）翰苑阁刊巾箱本《本草纲目》、三元堂梓行《痧胀玉衡书》等。（图2-16）

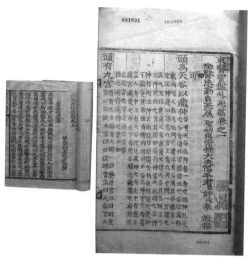

图 2-16　魁本《东医宝鉴》
与巾箱本《痧胀玉衡书》比较

至于袖珍本，与巾箱本在概念上区别不大，指比巾箱本更小一些，可藏于袖中携带的本子。孙毓修《中国雕版源流考》曰："刊印小册为巾箱本……又以其可藏怀袖，别称袖珍本。"医籍如明十竹斋刊袖珍本《医书十三种》、清光绪八年（1882）苏州桃花坞望炊楼刻袖珍本《谢氏医书三种》等。

（二）字号、字形

1. 大字本、小字本

古籍版本的字号除了常见大小外，还可见到相对较大或较小的字号，较为特殊。

大字本以宋代刻书中心之一四川的刻本最为著名，称"蜀本"，其字大如钱，墨色如漆，向为世之珍宝（图2-17）。著名的"眉山七史"（《宋书》《南齐书》《北齐书》《梁书》《陈书》《魏书》《周书》）即是宋代四川眉山所刻大字本。后世医书中亦不乏大字佳本，如明刻《祖剂》大字本（图2-18）、明刻《居家必用事类全集》大字本等。

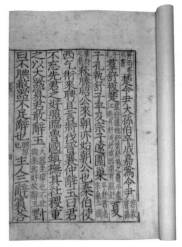

图2-17　宋蜀刻大字本西晋杜预
《春秋经传集解》

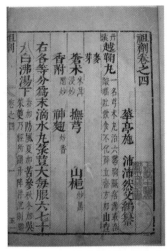

图2-18　明刻《祖剂》大字本

至于小字本，一般来说，其视觉效果和受重视程度往往不及大字本及普通字号本。医书中的小字本不在少数。

2. 硬体字、软体字

不同朝代、不同地域所刊刻的古籍，其字体字形往往带有较为鲜明的时代或地方特色。如宋代浙江所刻版本多用硬峻的欧（欧阳询）体，元代受著名书法家赵孟頫的影响，多采用较为柔软的赵体字。

明代中叶以后逐渐形成横细竖粗的长方形宋体字，其艺术效果远不及宋元时期。

（三）版刻形式

1. 多层本

通常古籍一个版面只有一个层次，然而有少数书的版面却有两个或以上层次，这种书籍即称作多层本。

多层本医书多为明清两代刊本，其中以二层为多。一般是将一书之不同内容分层排布，或将两种不同的书籍分层合刻，以便于读者上下对照参阅。多层本多为一般性或启蒙性医学著作，属重要医籍者较少，如日本刻本《医学源流肯綮大成》等。（图2-19）

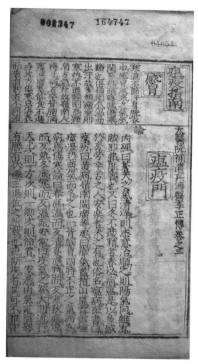

图2-19 《医学源流肯綮大成》
二层本

2. 配补本

一般情况下，一本或一套古籍为同一版次。但当书版散落而不完整时，作为挽救措施，往往以同一书籍的不同版别，配合印成一部完整的书，称为"配补本"。

若是以多种零散不全的版本拼凑成一部（套）完整的书，则以僧人所穿经过反复补缀的僧袍作比，称为"百衲本"。如商务印书馆（涵芬楼）曾影印旧刻善本，出版过一套《百衲本二十四史》，其中《史记》系南宋庆元黄善夫刊本，《汉书》为宋景祐刊本，《元史》为明洪武刊本，《明史》系清乾隆武英殿原刊本（附王颂蔚编集的《明史考证捃逸》）等，总计八百二十册（图2-20）。如今，通过这些配补本，后人可以得窥难得一见的宋元明清各朝代善本雕版之概貌。

3.插图本

常见中医古籍以单纯文字呈现的为多，但也有一些为了更生动形象地传达书中内容，采用了插入图画的表

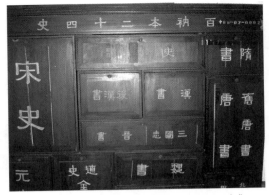

图2-20　商务印书馆《百衲本二十四史》

现形式。如宋代《本草图经》绘制了多幅药图，被收入现存的《重修政和经史证类备用本草》；清代《外科图说》中的"发脑""顶门痈"等病证图亦十分直观。（图2-21）

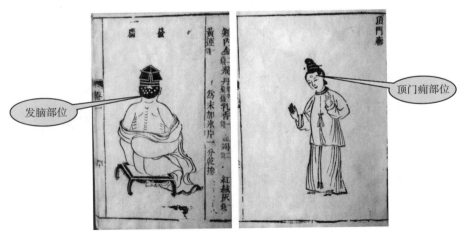

图2-21　《外科图说》发脑、顶门痈插图

（四）印刷颜色

1.红（朱）印本、蓝印本

一般古籍在付印前，先印一次红色或蓝色本，作为校样订正之用，

定稿后再用墨印。"蓝本"一词即由此而来，指称所依据的底本。由于红印本或蓝印本为新版初试，雕版毫无磨损，所以字画清晰，刀法剔透，具有较高的版本价值。

2. 套印本、彩绘本

一些古籍印刷时使用了 2 种以上的色彩，称为"套印本"，一般以朱、墨二色为多，如民国朱墨套印清薛福辰批校《黄帝内经素问》，以红色印出薛氏眉批和圈点。也有多色套印的，如清刻《补注洗冤录集证》就使用了五色套印，眉批处以朱、蓝、黄、绿等多色印出，以区别不同注释。

此外，多色本中尚有一种墨印加彩的形式，即先以木板墨印，然后在绘图处填涂色彩成为彩绘本。如清代《精绘五色图注本草纲目》即其例，而明《（御制）本草品汇精要》则是在写本基础上加以彩绘。

（金芷君）

第二节　古医籍的命名与避讳

一、古医籍的一般命名方式

浩若烟海的古医籍命名形式多样，不拘一格，或以作者姓氏字号、官职、里籍命名，或以书籍之科目、文体命名，或以儒释道之典借喻命名等，不一而足。兹举数例：

（一）以姓氏、字号命名

1. 以姓氏命名

以姓氏名书可以追溯到吕不韦《吕氏春秋》。古医籍中，以作者姓氏命名者较为常见，如《王氏医案》（清代王孟英）、《张氏医通》（清代张璐）、《沈氏尊生书》（清代沈金鳌）、《费氏全集》（清代费伯雄）、《周氏

医学丛书》（清代周学海）、《冯氏锦囊秘录》（清代冯楚瞻）、《苏沈良方》
（宋代苏轼、沈括）等。（图2-22）

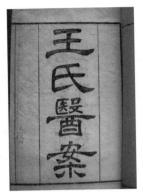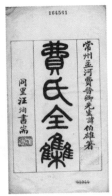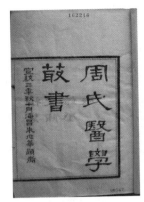

图2-22 《王氏医案》《费氏全集》《周氏医学丛书》

2. 以字号命名

作为基本的礼仪，古人一般不直呼他人名讳，而多以字、号称之，反映在书籍的命名上也不例外。

以字命名者，如《洁古珍珠囊》（金代张元素字洁古）、《士材三书》（明代李中梓字士材）、《傅青主女科》（明末清初傅山字青主）、《薛生白医案》（明代薛雪字生白）、《张聿青先生医案》（清代张乃修字聿青）等。（图2-23）

以号命名者，如《濒湖脉学》（明代李时珍晚号濒湖山人）、《徐洄溪手批叶天士先生方案真本》（清代徐大椿晚号洄溪老人）、《松峰说疫》（清代刘奎号松峰）等。（图2-24）

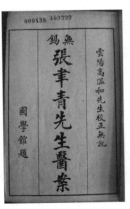

图2-23 《张聿青先生医案》

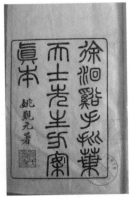

图2-24 《徐洄溪手批叶天士先生方案真本》

（二）以官爵追赠、里籍官地命名

1. 以官爵或追赠

以官爵或追赠命名者，如《羊中散方》（南朝羊欣晚年被授中散大夫）、《兵部手集方》（唐代李绛官拜兵部尚书）、《英公本草》（即唐《新修本草》，主编纂者李勣受封英国公）、《窦太师标幽赋》（元代窦默被追赠为太师）等。

2. 以里籍或为官之地命名

以里籍命名者，如《河间六书》（金代刘完素系河北河间人）、《四明医案》（清代高鼓峰系浙江四明人）。以为官之地命名者，如《阮河南方》（西晋阮炳任河南尹，人称"阮河南"）及《长沙药解》《长沙方歌括》等（传张仲景曾任长沙太守，习称"张长沙"，后世一批注解《伤寒论》《金匮要略》方药的著作多冠以"长沙"之名）。（图2-25）

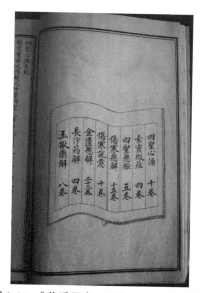

图 2-25 《黄氏医书八种》含《长沙药解》

（三）以斋室名命名

明清两代医家以斋室名命名医书者十分常见，如《先醒斋医学广笔记》（明代缪希雍）、《摘星楼治痘全书》（明代朱一麟）、《冷庐医话》（清代陆以湉）、《潜斋医书五种》（清代王孟英）、《世补斋医书六种》（清代陆懋修）等。（图2-26、图2-27）

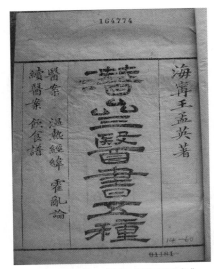

图2-26 清代王孟英《潜斋医书》

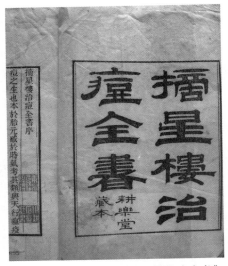

图2-27 明代朱一麟《摘星楼治痘全书》

（四）以编撰或刊行年号命名

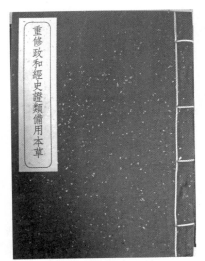

图2-28 《重修政和经史证类备用本草》
后世影印本

唐宋两代的大型本草、方剂书较多以撰成或刊行年号命名者，如《开元广济方》（唐开元年间撰成）、《贞元广利方》（唐贞元年间撰成）、《太平圣惠方》（北宋太平兴国年间始撰）、《开宝本草》（北宋开宝年间撰成）、《嘉祐本草》（全称《嘉祐补注本草》，北宋嘉祐年间编写）、《政和本草》（全称《政和新修经史证类备用本草》，北宋政和六年（1116）校刊，现通行者为金人张存惠重刻《重修政和经史证类备用本草》）等。（图2-28）

（五）以医籍文体命名

一些特殊体裁的古医籍往往在书名上就已标明，使读者一望而知，如《标幽赋》为赋文，《针灸问对》为问答形式，《汤头歌诀》为易于诵记的歌诀形式，《理瀹骈文》为骈体文，《伤寒审症表》为表格式，《外科图说》带插图等。（图2-29、图2-30）

（六）以儒释道之典命名

中医学与传统文化中的儒、释、道思想学说有比较深厚的渊源，有些书名因此而打上了一定的烙印。

1. 受儒家思想影响

《儒门事亲》不言而喻，《格致余论》为宋代理学"格物致知"思想的体现（作者朱丹溪曾从朱熹弟子许谦学习理学），养生类书籍《老老恒言》及儿科书籍《幼幼新书》之名则来源于《孟子》"老吾老，以及人之老；幼吾幼，以及人之幼"等。

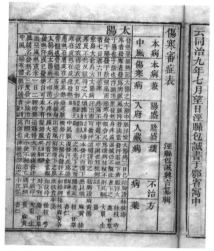

图 2-29　清代《伤寒审症表》表格

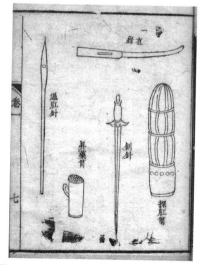

图 2-30　清代《外科图说》外科器具插图

2.受释（佛）家思想影响

《肘后百一方》之名来源于佛经云"人用四大（地、水、火、风）成身，一大辄有一百一病"，《龙树菩萨眼论》《眼科龙木论》（"木"通"树"）之名则源于佛经云龙树大士能治眼疾等。（图2-31）

3.受道家思想影响

《银海精微》因道家称眼为"银海"而命名；《洞天奥旨》因道家有"洞天福地"之称而命名；《重楼玉钥》因喉

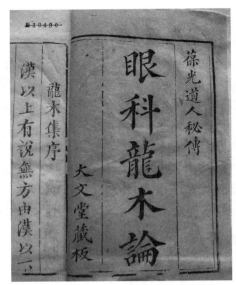

图2-31 《眼科龙木论》

软骨有十二节，道家内炼术称喉咙为"十二重楼"而命名；《赤水玄珠》之名则来源于《庄子·天地》之"黄帝游乎赤水之北……而遗其玄珠"句等。

（七）专科医籍的命名

不同的医学科目一般有约定俗成的命名方式和所用词汇。

1.药物

因中药材以植物类为主，故一般称"本草"，中药类书籍如《神农本草经》《吴普本草》《新修本草》《本草图经》《证类本草》《本草衍义》《本草纲目》等。

2.针灸

针灸类书籍多以针、灸、刺灸、孔穴、明堂、子午流注等命名，如《针灸大成》《子午流注针经》《灸法秘传》《金针秘传》《明堂灸经》《刺灸心法要诀》等。

3. 诊断

中医诊断以脉诊为首，故诊断类书名多带有"脉"字，如《脉经》《脉诀》《脉贯》《脉理存真》《脉学类编》《医学脉灯》《濒湖脉学》等。其次为望诊，多以"色"字命名，如《相色经诀》《望色启微》《形色外诊简摩》等。舌诊书则常以"镜""鉴"命名，如《伤寒金镜录》《伤寒舌鉴》等。

4. 外科

外科类书籍除了常见的"外科"之名外，还多以"疮疡""痈疽""丹毒""疡医""疡科"等命名，如《疡医大全》《疡科选粹》《疮疡经验》《痈疽辨疑论》《丹毒备急方》等。（图 2-32）

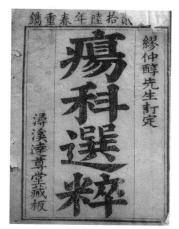

图 2-32 《疡科选粹》

5. 骨伤科

骨伤科医籍多以"理伤""续断""金疮（创）""跌打""跌伤"等命名，如《仙授理伤续断秘方》《金疮秘传禁方》《跌打秘方》《跌损妙方》等。

6. 妇产科

妇科医籍多以"妇人""女科""妇科"命名，如《妇人大全良方》《女科仙方》《妇科玉尺》等（图 2-33）。因女属阴，在八卦属坤，故又常以"阴""坤"指代妇女，如《济阴纲目》《宁坤秘笈》等。

产科书除多以"产"字命名外，又往往冠以繁衍后代之义的"胤""嗣"字样，如《胤产全书》《广嗣纪要》等；或以早诞麟儿作喻，如《毓麟验方》《宜麟策》等。

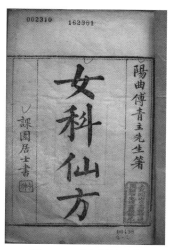

图 2-33 《女科仙方》

7. 儿科

除了最为常见的"幼科""小儿"外，儿科书籍还常以"慈幼""全幼""活幼""保幼""保婴""婴童""保童"等命名，如《保幼新编》《慈幼新书》《保婴要言》《婴童百问》等。或以小儿颅囟未闭的特征命名，如《颅囟经》。又因初生婴儿称"赤子"，故往往又以"保赤"命名，如《保赤心法》《保赤金鉴》等。（图2-34、图2-35）

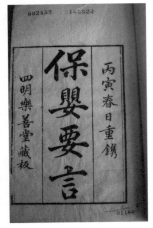

图2-34　清刻《保婴要言》

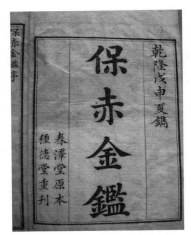

图2-35　清刻《保赤金鉴》

8. 眼科

除书名中明确有"眼""目"字样外，眼科医籍还常以"审视""审的""准的""秋水"等喻词命名，如《审视瑶函》（瑶函，指珍贵的典籍）、《秋水真诠》等。（图2-36）

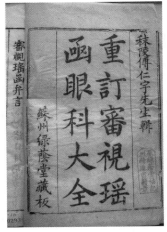

图2-36　清刻《审视瑶函》

二、古籍中的常见避讳现象

（一）何谓"避讳"

避讳是我国古代特有的文化现象，即人们在说话、作文时遇到与帝王、圣人、尊长的名字读音或形状相同相近之字，不能径直呼写，必须经用各种方法规避。如《红楼梦》第 54 回"王熙凤效戏彩斑衣"中女说书先生刚说了一句"有一位公子，名唤王熙凤"，就被众媳妇止住："是二奶奶的名字，少混说。"女说书忙笑着赔不是："我们该死了，不知是奶奶的讳。"

避讳历史约起于周，成于秦，盛于唐，严于两宋，终于清末，以避国讳（历代帝王）为主。据载，金代张元素就是因犯讳而落第，从而改为学医的。

由于避讳一般见于当朝，后朝不避前朝讳，故根据避讳情况可判断古医籍的成书年代下限。

（二）历代重要避讳举隅

唐代须避讳字主要有：渊（高祖），虎（渊之祖），世、民（太宗），治（高宗），显、哲（中宗），旦、亶（睿宗），隆、基（玄宗），亨（肃宗），豫、预、蓣（代宗），适、括（德宗），以及诏、照（武则天）等。

宋代须避讳字主要有：匡、眶、恇、胤（太祖），玄、弦、眩、朗（赵氏始祖玄朗），敬、儆、竟、镜（匡胤之祖），弘、殷（匡胤之父），炅、耿、炯、光、义（太宗），恒、峘、姮、元（真宗），祯、贞、桢、徵、癥（仁宗），曙、署、暑、薯、树（英宗），允、殷、让（英宗父），顼、勖、旭（神宗），煦、昫、响（哲宗），佶、吉（徽宗），桓、垣、恒、洹、完、丸（钦宗），构、勾、钩、购、篝（高宗），昚、慎（孝宗），惇、敦、墩、鹑（光宗），扩、广（宁宗），昀、匀（理宗）等。

清代避讳字主要有：玄、炫、弦、烨（圣祖玄烨），胤、禛、真、贞（世宗胤禛），弘、泓、曆（高宗弘曆），颙、琰（仁宗颙琰），宁（宣宗旻宁），詝、伫（文宗奕詝），淳、醇（穆宗载淳），湉（德宗载湉）等。

（三）避讳的主要形式

避讳的形式有多种，其中以缺笔、改字最为多见，其他还有空字、书以"××庙讳"等形式。

1. 缺笔

缺笔是比较常见的一种避讳方式，如宋讳匡、徵、敬、桓、慎、敦等字（包括一些音近之字）多缺笔，一般多缺最末一笔。如宋本《素问》中"敬"缺末笔（捺），以避宋太祖祖父赵敬之讳；宋本《素问》"匡"字缺末笔（横），以避宋太祖赵匡胤之讳。（图2-37、图2-38）

2. 改字

改字一般用同音字、近音字代之，甚或以读音完全不同但意义近似之字代之。如以"山药"代"薯蓣（署预）"，以避唐代宗李豫、宋英宗赵曙之讳（图2-39），至今沿用（亦有人认为唐已有"山药"俗称，唐宋后因避讳而作为正式名）。以"常山"代"恒山"，避宋真宗赵恒之讳（图2-40）。以"圆"代"丸"，避宋钦宗赵桓之讳。清代为避圣祖玄烨之讳，除了"玄"字缺笔外，还常以"元"字代"玄"，书名如《金匮钩元》《本草通元》

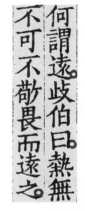

图2-37 宋本《素问》"敬"字缺末笔捺

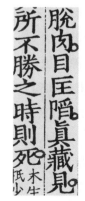

图2-38 宋本《素问》"匡"字缺末笔横

等，药名如"元参""元明粉"等，皆是其例（图2-41）。

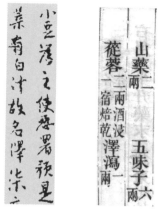

图2-39 早期称"署预"（左），后期作"山药"（右）

左为《新修本草》唐乾封二年至总章二年(667～669)写本，早于代宗李豫在位(762～780)

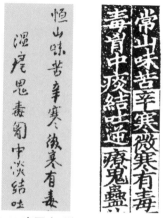

图2-40 唐写本"恒山"（左）不避讳，《证类本草》"常山"（右）避宋真宗赵恒之讳

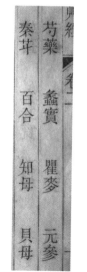

图2-41 清刻《本草经》"元参"避玄烨之讳

（金芷君）

参考文献

［1］（唐）苏敬等撰，尚志钧辑校.新修本草.辑复本第二版.合肥：安徽科学技术出版社，2005.

［2］（宋）唐慎微.重修政和经史证类备用本草.影印本.北京：人民卫生出版社，1957.

［3］（清）薛福辰批阅句读，孙国中点校.重广补注黄帝内经素问.影宋本.北京：学苑出版社，2008.

下 篇

明清官私藏书

第三章　明清官私藏书

第一节　官府藏书

官府藏书滥觞于殷商时期，在古代四大藏书体系（官府藏书、私家藏书、寺院藏书、书院藏书）中历史最为悠久。据文献记载，商王朝自成汤开国之始就有典有册，而出土于殷墟的甲骨文可以被视为官府藏书或档案。官藏大多设有专门的藏书机构和管理专员，并对藏书进行整理编目，而所编书目则往往成为后代征书之依据目录。

官府藏书的主要来源有：①接受前代的官家藏书；②收缴地方割据势力的藏书；③征集民间的私家藏书；④组织人员抄写、刻印书籍。

官家藏书普遍存在两大缺陷：一是深藏秘阁，基本不对外开放，使藏书传播知识的功能无法正常发挥；二是书籍大多集中存放，且地处政治中心，所以一旦王朝覆灭，藏书也随之遭受重创。

官府藏书的兴衰取决于统治者重视与否，以及国家之兴衰存亡。

一、石室金匮——皇史宬

早在西周时期，我国就有将石室金匮作为藏书之所的记载。而目前得以保存下来的石室金匮仅见北京天安门东侧南池子大街南口路东的皇史戚。

（一）建造缘起和名字由来

明朝宫中多次失火，档案书籍屡次被焚。弘治五年（1492），内阁大学士丘浚上书明孝宗陈述了永久保存档案书籍的重要性，建议："于内阁近便去处，别建重楼一所，专用砖石累砌，如民间所谓土库者，令内阁书办中书等官，遇其闲暇，抄誊累朝实录各一部，盛以铜匮，庋于楼之上层，凡内府衙门收藏国家大事文书，如玉牒之类皆附焉。其制敕房一应文书，如诏册诰敕书等项，草检行礼仪注应制诗文等项底本，前朝遗文旧事等项杂录，亦各抄一部，盛以铁匮，贮于楼之下层，凡内府衙门所藏文书，可备异日纂修一代全史之用者，如永乐以前文武官贴黄之类皆附焉。"[1] 丘浚的奏章得到了孝宗的嘉纳，却由于种种原因被拖延下来。直至嘉靖十三年（1534），南京太庙发生火灾，损失惨重，华盖殿大学士张孚敬重申前议，明世宗才降旨修建石室金匮，并于嘉靖十五年（1536）竣工。

皇史宬初建时拟定名"神御阁"，传说楼建成后，嘉靖皇帝亲自题写匾额，突发奇想，欲命名为"皇史藏"，但嘉靖帝不慎把"藏"字误写成"宬"字，发觉后陪侍在旁的张孚敬说道："惟天子孝文御书即为纶綍，请勿更。"于是，"皇史宬"之名沿用至今。

（二）建筑格局

皇史宬由大门、正殿、东西配殿和御碑亭组成，整个院落环以红墙黄瓦，总面积达8000多平方米。正门为皇史宬门，左右各一小门，分别为蟠历左门、蟠历右门，三门皆南向。（图3-1）

院内正中为正殿，坐北朝南，为庑殿式建筑，全为砖石所砌，不用

---

[1] 于内阁……皆附焉：语出明·廖道南《殿阁词林记》卷十五。

一钉一木，殿内拱券式顶无一梁一柱，故称"无梁殿"。石基高达 1.42 米，四周围以汉白玉石栏，四角由四个大的螭兽镇角。正殿内东西宽 40.5 米，南北进深 8.98 米，东西南北墙厚度在 5.9 ~ 6.7 米不等。正殿东西九楹，正中有五扇券门，东西山墙各有一窗，用石镂成窗棂。正殿的建筑格局非常适于保存书籍档案。它为砖石结构，既能防火，也能经受风霜雨雪；四周厚墙利于室内保持适当的温度和湿度；石台高筑，既能泄水，又能防潮；对开

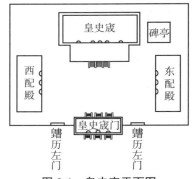

图 3-1　皇史宬平面图

的窗子利于通风等。在正殿中 1.42 米高的石台上，排列着 152 个"金匮"。所谓"金匮"，外为鎏金的铜皮，内为防虫的樟木，上下两层，用隔板隔开，盖子设在顶部且有锁，两侧各安铁环一个，方便搬抬。

东西配殿形制相同，规模较正殿小，非无梁殿结构，仅为整体建筑格局之陪衬。殿内放有雕刻精美的大木柜。主殿东侧为御碑亭，是重檐四角攒尖碑亭，砖木结构。亭内为清嘉庆十二年（1807）所刻《御制重修皇史宬碑记》，记述了皇史宬的兴建历史、功能作用及重修原因。

（三）历代所藏和晾晒

明朝时，皇史宬内除了收藏明太祖以来的皇帝实录（一种编年体史书，专记某一皇帝统治时期大事）、宝训（皇帝训谕编集）①，更有嘉靖年间文渊阁（此为明朝文渊阁）火灾后移至此处的部分藏书。此外，嘉靖时重抄《永乐大典》副本也藏于此。

---

① 皇帝实录、宝训：唐朝以后，凡皇帝去世，继嗣的皇帝便着手纂修前朝的实录和宝训，历代相传，延为定制。明时实录、宝训修成后，正本藏于皇史宬，副本藏于内府。

清朝时，皇史宬所存的明实录被转移到内阁书籍库，而清实录、圣训、玉牒（皇族的家谱）藏于此。此外，皇史宬的正殿还存放过《大清会典》《朔漠方略》及各将军印信等。东配殿曾存放石刻法帖，西配殿曾存放大臣的题本之副本。随着时间的推移，实录、宝训等不断增加，皇史宬的金匮数量也不断上升。清雍正朝仅有 31 柜，至同治朝已增至 141 柜，至清末已达 152 柜。1933 年，皇史宬原存的清实录、宝训被迁至南京，新中国成立前夕，国民政府携一部分运往台湾；玉牒于嘉庆十二年（1807）移存景山寿皇殿，1933 年也迁至南京；各将军印信曾在八国联军侵占北京时遗失一部分。

为防止书籍受潮或被虫蛀，明朝时皇史宬每年六月初六进行晾晒活动，由司礼监第一员监官总理此事，皇史宬看守负责监工。清朝时，则在春秋两季各曝晒一次，由看守皇史宬的官吏负责。

二、官藏典范——四库七阁

《四库全书》是中国历史上最大的一部丛书，因其卷帙浩繁，成书时不曾付梓刊行，仅有底本 1 部藏在翰林院，手抄 7 部且分别建立 7 座楼阁贮藏之。可以这么说，"七阁"因书而建，《四库全书》因阁而存。

所谓"四库七阁"，是指北京紫禁城内的文渊阁（此为清朝文渊阁）、圆明园内的文源阁、承德避暑山庄的文津阁、盛京（今沈阳）故宫的文溯阁、镇江金山寺的文宗阁、扬州天宁寺的文汇阁和杭州西湖圣因寺的文澜阁。前四阁位于北方，称"北四阁"，又称"内廷四阁"；后三阁位于南方，称"南三阁"，又称"江南三阁"。

然而，由于中国近代频繁战乱，现仅有文渊阁、文津阁、文溯阁、文澜阁尚立世间。所藏的《四库全书》仅存三部半，其中文津阁本保存最为完整，其他三阁本均分别据文津阁本加以补抄。1917 年，贮存于清内务府的文渊阁本经检查发现有 9 种书缺佚，共缺 23 卷，当时就据文津阁本予以补抄。1934 年，藏于沈阳的文溯阁本也发现有缺卷，即特派人到北京据文津阁本补抄。至于文澜阁本，散失更为严重，只能算半部。

乾隆三十九年（1774），《四库全书》尚于编纂之中，乾隆便想到使之"以垂久远"的问题。乾隆了解到浙江在明代嘉靖年间修建的天一阁藏书楼已有两百多年的历史，藏书不霉烂、不虫蛀，具有防水火之功效，遂下谕杭州织造寅著前往调查。接到了寅著考察的奏折后，乾隆即下旨仿天一阁之式样分建四库七阁，但并不是完全照搬照抄，而是根据皇家等级和藏书数量，略加变化。我国自奴隶制时代起就崇尚中央的观念，统治者需居中设座。为了衬托和突出正中部位，要使开间从明间起递次减小，形成以明间为中心左右对称的平面布局。而乾隆要求仿天一阁形制，面阔须六间，顶层六间相通，意为"天一"，底层六间分隔谓之"地六"，暗合《易经》"天一生水""地六成水"的说法，取其水克火之意。为了解决这个矛盾，建筑师们巧妙地采用"五奇六偶"的布局，使明间面阔最大，次间与梢间稍小，另在这五间主体房的西侧加了一间楼梯间，其面阔不足梢间的一半。这样既满足了皇权至上的要求，又保持了阁内使用面积的完整，同时还解决了上下楼的问题。其阁外观为两层，实际是三层，阁中辟一暗层，这样既可以避免阳光直射，又不失通风功能。此外，七阁还都采用了黑琉璃瓦歇山顶，黑色在五行中属水，也取其水克火之意。阁内各层则分列《四库全书》和《古今图书集成》书架。

（一）北四阁

1. 文津阁

文津阁于乾隆三十九年（1774）建成，系内廷四阁中建成的第一座阁，位于承德避暑山庄西北隅，坐落于山庄湖区一个花木掩映、三面环水的清幽之地。其主体建筑由门殿、假山、水池、藏书楼、花台、曲池、山石、月门等组成，既借鉴了天一阁的形式，又兼具宋代米芾宝晋斋的建园风格，故乾隆写诗说它"米家范氏两兼奇"（乾隆《月台》）。《热河志》载："文津阁与紫禁、御园三阁遥峙，前为趣亭，东侧月台，西乃西山，盖仿范式之成规，兼米庵之胜概矣。"阁外假山高低错落，收放有序，假山上一亭翼然，名为趣亭。乾隆有诗曰："阁外假山堆青螺，山亭名趣意如何。泉声树态且权置，静对诗书趣更多。"（乾隆《趣亭》）假山的东面有一月台，据说是乾隆观月赏景的地方，至今还留有御笔书题的"月台"两字。文津阁原建筑是黑色琉璃瓦歇山顶，在同治年间重建时改成青色硬山顶。其室内油漆彩画考究，柱子漆成深绿色，皆以冷色调为主，一反金碧辉煌、雍容华贵的皇家气派。阁东立文津阁碑，正面用满、汉文字镌《文津阁记》，背面镌七言诗《题文津阁》，东侧镌五言诗《四库收精要》，西侧镌七言诗《建由甲午成乙未》，均由乾隆御笔亲题。乾隆帝对在此建阁贮书极为得意，认为："山庄居塞外，伊古荒略之地，而今则闾阎日富，礼乐日兴，益兹文津之阁，贮以四库之书，地灵境胜，较之司马迁所云名山之藏，岂啻霄壤之分也哉？"（乾隆《御制文二集·文津阁记》）

文津阁《四库全书》成书于乾隆四十九年（1784），为第四部告成的《四库全书》。文津阁《四库全书》基本未受到战乱的影响，宣统元年（1909），学部筹建京师图书馆，决定将文津阁《四库全书》移交该馆收藏，但尚未实行，清王朝即被推翻。

民国政府成立后，教育部接管学部，请示政府将文津阁《四库全书》移交京师图书馆。1914年，全书连同书架一并运至北平（今北京），1915年正式移交京师图书馆（现中国国家图书馆）。整理后全书按原架陈列，并向社会公众开放，并至今仍珍藏于中国国家图书馆，是唯一一部原架、原函、原书一体存放的《四库全书》。2008年，商务印书馆将文津阁《四库全书》影印出版。

2. 文源阁

文源阁是在圆明园内原有建筑四达亭基础上略为修葺而成，于乾隆四十年（1775）完工。据《日下旧闻考》卷八十一记载："（圆明园）水木明瑟以北，稍西为文源阁，上下各六楹，阁西为柳浪闻莺，阁额及阁内'汲古观澜'额皆御书。"文源阁坐南朝北，前有曲池和怪石嶙峋的假山，池中还矗立一块巨石，名为"玲峰"，高 5 米。据金勋编写的《圆明园文献资料》记载："最奇者为池之正中，有巨太湖石，高出水面三丈余，玲珑透体，环孔众多，正体为黑灰色，如墨云翻卷上冲。以手叩之，其音如铜。石宽盈丈，四周俱镌石，石面刻有名臣诗赋。此石命名为石玲峰。"

文源阁虽已不存，但其结构与其余内廷三阁无甚差别。文源阁《四库全书》为第三部告成的《四库全书》，据推算应该成书于乾隆四十八年（1783）。据说乾隆皇帝每年驻跸圆明园时几乎都要来此修憩观书、吟咏题诗。但是咸丰十年（1860），英法联军攻占北京，火烧圆明园，文源阁和其中的《四库全书》也在这场浩劫中化为灰烬。阁与书从告竣送藏到被毁，存世仅 70 余年。目前，仅阁东碑亭中的"文源阁碑"存于中国国家图书馆。

3. 文渊阁

文渊阁于乾隆四十一年（1776）建成，阁名虽沿袭明代"文渊阁"之称，地址却选在紫禁城东南文华殿之后，明代祀先医之所的圣济殿旧址。文渊阁既是紫禁城最大的藏书楼，又是皇帝举行经筵赐茶的场所。其构造为水磨丝缝砖墙，深绿廊柱，菱花窗门，歇山式屋顶，上覆黑琉璃瓦，而以绿琉璃瓦镶檐头，屋脊饰以绿、紫、白三色琉璃，浮雕波涛游龙，所有的油漆彩画均以冷色为主，营造出皇家藏书楼典雅静谧肃穆的气氛，而与整个紫禁城宫殿黄色琉璃、朱红门墙的暖色格调和喜庆氛围截然不同。阁前凿一方池，池上架一三梁石桥，池中引入内金水河水。阁后则叠石为山，四周列植松柏。阁东侧碑亭内石碑以满、汉文镌刻乾隆帝所撰《文渊阁记》。

乾隆四十六年（1781），第一部《四库全书》告成，连同《古今图书集成》入藏文渊阁，按经、史、子、集四部分架放置，以经部儒家经典为首。书各自贮藏在楠木小箱子中，安置在书架上。在文渊阁上下层中央均用书架间隔为广厅，正中设"御榻"以备皇上随时登阁览阅。阁的下层正中，南向悬金漆"汇流澄鉴"四字匾。北面南向内檐柱挂着黑底金字对联："荟萃得殊观，象阐先天生一；静身知有本，理赅太极函三。"南面内檐柱北向对联："壁府古含今，藉以学资主敬；纶扉名符实，讵惟目仿崇文。"南面北向横眉上有乾隆诗十六句："每岁讲筵举，研精引席珍。文渊宜后峙，主敬恰中陈。国库庋藏待，层楼结构新。肇功始昨夏，断手逮今春。经史子集富，图书礼乐彬。宁惟资汲古，端以励修身。巍焕观成美，经营愧亦濒。纶扉相对处，颇觉叶名循。"

文渊阁《四库全书》自嘉庆以后便无人问津。辛亥革命后，清皇室迁出紫禁城，全书暂归清室善后委员会接管，不久又正式交由故宫博物院图书馆保存。1931年"九一八"事变后，华北局势紧张，全书被装箱运往上海，之后又辗转迁往重庆、南京等地，最终运至台北，现藏于台北故宫博物院。1986年，台北商务印书馆将文渊阁《四库全书》影印出版。

4. 文溯阁

文溯阁在"内廷四阁"中建成最晚，至乾隆四十七年（1782）始成，位于盛京（今沈阳）故宫西路，一如其他三阁规制。檐前悬有乾隆御书汉文"文溯阁"之匾额，殿内悬有御书楹联："古今并入含茹，万象沧溟探大本；礼乐仰承基绪，三江天汉导洪澜。"额枋绘以"河马负图""翰墨册卷"等苏式彩画图案，画面以蓝、绿、白等冷色调为主。阁前为一宽阔月台，台前为三间黄琉璃瓦卷棚式宫门，阁后东西两侧各有回廊，呈90°，与阁之两山墙相接，自成院落。

阁东侧碑亭内有石碑，碑阳为乾隆帝所撰《文溯阁记》，碑阴则为《宋孝宗论》，均以满、汉文镌刻而成。《文溯阁记》是乾隆四十八年（1783）八月至九月乾隆东巡盛京时所撰写，其中道出"内廷四阁"命名之用意："四阁之名，皆冠以'文'，而若渊，若源，若津，若溯，皆从'水'以立义者，盖取范氏天一阁之为，亦既见于前记矣。若夫海，源也，众水各有源而同归于海，似海为其尾，而非源不知尾闾何泄，则仍运而为源。原始反终，大《易》所以示其端也。津则穷源之径而溯之，是则溯也，津也，实亦追源之渊也。水之体用如是，文之体用顾独不如是乎？恰于盛京而名此名，更有合周《诗》所谓'溯涧求本'之义，而予不忘祖宗创业之艰，示子孙守文之模，意在斯乎！意在斯乎！"（乾隆《御制文二集·文溯阁记》）

　　第二部告成的《四库全书》于乾隆四十八年（1783）入藏文溯阁。随着清朝国势日渐衰落，文溯阁《四库全书》也经历了坎坷的命运。清光绪二十六年（1900），沙俄帝国侵占东北三省，动乱之中，文溯阁《四库全书》曾出现散失。1914年，时任奉天督军的段芝贵为讨好袁世凯，将不全的文溯阁《四库全书》运往北京，存于故宫保和殿，一存十年。1925年，东北筹办奉天图书馆，奉天教育会会长冯广民等力谋将文溯阁《四库全书》运回，获得张学良、杨宇霆等人支援后，于1926年将书运回沈阳文溯阁，实现了书阁合一。1931年"九一八"事变后，文溯阁《四库全书》曾一度由伪满掌控。其后，由于文溯阁年久失修，出现渗漏现象，遂于1935年开始在文溯阁院内西南部新建一幢钢筋水泥结构的二层楼书库，称为新阁。1937年新阁竣工，文溯阁《四库全书》移入新阁，原有书架仍留在文溯阁中。

　　抗战胜利后，1948年国民政府将文溯阁《四库全书》运至北平。1949年北平解放后，东北文物处复将《四库全书》运回文溯阁。1950年朝鲜战争爆发后，文溯阁《四库全书》再次被运出沈阳，先运至黑龙江省讷河县（今讷河市），1952年讷河水患，又运至北安县。1954年，朝鲜战争结束后，《四库全书》第三次被运回沈阳。20世纪60年代，因为中苏关系紧张，文溯阁《四库全书》于1966年又被运至甘肃兰州直至今日。2005年，由甘肃省人民政府投入5000余万元，历时2年修建的文溯阁《四库全书》藏书馆建成。该藏书馆继承了四库七阁的传统风格，为外二内三的园林式建筑，依山傍水，环境优美。

（二）南三阁

第一部《四库全书》抄录完成后，被进呈给乾隆皇帝，乾隆考虑到江浙一带是人文荟萃之地，为了让读书人可以看到《四库全书》，乾隆四十七年（1782）七月，乾隆下旨增抄三份藏于南三阁。与北四阁不同，南三阁允许当地文人学士赴阁阅览，校抄秘籍。从此，社会上就出现了"传抄阁本"，当时江苏常熟铁琴铜剑楼楼主瞿氏父子，以及长洲顾氏艺海楼都曾收藏"传抄阁本"。

1. 文宗阁

文宗阁是南三阁中最早建成的，建于乾隆四十四年（1779）。康熙和乾隆南巡时常驻跸形势险要的镇江和扬州，故镇江的金山、扬州城外的天宁寺内，都建有富丽堂皇的行宫，文宗阁即建于金山行宫之左，江天寺（即金山寺）之南。当时金山四面环水，文宗阁坐北朝南，庭院前有门楼三间，与阁相对，两侧有廊楼各十间，将文宗阁联合成四合院的形式。阁前银涛雪浪，气势磅礴；阁后山崖陡峭，峰颠浩伏。四库七阁唯有"文宗阁"阁名不用"水"旁，所以关于其阁名历来争论不休，大致有以下说法：尊崇皇宗皇祖，饮水思源；处于江中，不言水而水源充沛无穷；避水漫金山之患等。

文宗阁是由驻扬州两淮盐运司署拨款修建的，阁建成后，因《四库全书》尚未抄写完毕，故先由乾隆皇帝御赐一本铜活字本《古今图书集成》，放在阁内供学子阅览，而《四库全书》则是从乾隆五十二年（1787）至五十五年（1790）分批颁发。阁中的一切事务均由两淮盐运史经管，阁中书籍允许当地学子阅览、借抄，一时间江南学人以能得"读中秘书"为快事。有专人建立收发档案，办理借阅手续，规定读者爱护书籍，不准遗失污损。后来只许在阁内阅览，不准外借。但是，这种盛况没有维持多久，道光二十二年（1842）六月，英军攻占镇江，书阁皆损。咸丰三年（1853），又遭太平军战火，书阁俱焚，荡然无存。

2. 文汇阁

文汇阁建于乾隆四十五年（1780），位于扬州城外的天宁寺行宫御花园内。不幸的是，咸丰三年（1853）文汇阁也未逃厄运，遭遇太平军战火，书阁俱焚。

关于文汇阁的盛况，我们尚能从清人的笔记中得窥一二。例如，完颜麟庆的笔记《鸿雪因缘图记》在"文汇读书"一节中写道："文汇阁在扬州行宫大观堂右，乾隆四十五年建，以恭贮《图书集成》，赐今名并'东壁流辉'额。阁下碧水环之，为'卍'字河。前建御碑亭，沿池叠石为山，玲珑窈窕，名花嘉树，掩映修廊。四十七年，《四库全书》告成，高宗垂念江浙为人文渊薮，特命多缮三分，颁贮浙江文澜、金山文宗与此阁为三，江南实得其二，典司出入，掌自盐臣，寻又恐徒供插架，无裨观摩，诏许愿读中秘书者，就阁传钞。嘉惠艺林，旷古未有。庚子三月朔，偕沈莲叔都转、宋敬大使同诣阁下，亭榭半就倾落，阁尚完好，规制全仿京师文渊阁。……启阁而入，见中供《图书集成》，书面绢黄色。左右列厨贮经部，书面绢绿色。阁上列史部，书面绢红色。左子右集，子面绢玉色，集面绢藕合色。书帙多者，函用香楠。其一二本者，用版片夹开，束之以带，而积贮为函，计共函六千七百四十有三。"

文汇阁所藏《四库全书》对扬州一带文人学者影响颇大。清代著名学者阮元、汪中、焦循、王念孙等均曾于文汇阁阅读资料，研究学问。

3. 文澜阁

文澜阁位于杭州西子湖畔的圣因寺。圣因寺原为康熙帝的行宫，始建于康熙四十六年（1707）。行宫初建时，规模宏大，等级颇高，在遵循皇家建造规格的同时，也融合了江南的造园手法。康熙之后，行宫闲置。雍正五年（1727），抚臣李卫奏请将行宫改为圣因寺。乾隆四十七年（1782），为收藏《四库全书》，乾隆颁诏："杭州圣因寺后之玉兰堂着交陈祖辉、盛住改建文澜阁。"（《纂修四库全书档案史料·乾隆四十七年七月八日上谕》）但因玉兰堂位于御花园内，逼近山根，地势潮湿，难以藏书，遂改在玉兰堂之东、藏经阁之后建造文澜阁。乾隆四十八年（1783）工程完工。据时人记载："阁在孤山之阳，左为白堤，右为西泠桥，地势高敞，揽西湖全胜。外为垂花门，门内为大厅，厅后为大池，池中一峰独耸，名'仙人峰'。东为御碑亭，西为游廊，中为文澜阁。"（《两浙盐法志·卷二·文澜阁图说》）

咸丰十一年（1861），杭州城被太平军攻陷，百姓纷纷出逃，当时清末四大藏书家之一的"八千卷楼"主人丁申、丁丙兄弟俩在杭州城外的留下镇避难。有一天，丁申购物时偶然发现包物用纸竟然是从文澜阁《四库全书》上撕下来的，丁氏兄弟大吃一惊，这才知道文澜阁《四库全书》已经遭遇劫难，四处飘散。于是他们决定不顾生死，抢救《四库全书》。丁氏兄弟召集了一批人，许以重金，趁夜赶到西湖边上的文澜阁，摸黑捡拾散落满地的《四库全书》残片，并运到郊外的西溪。他们每天往返四十里，跋山涉水，还要躲开太平军的岗哨，一不小心就有性命之虞。此外，他们还委托杭州书商搜求散落在外的文澜阁《四库全书》。最后，他们抢救出 8689 册，这是文澜阁《四库全书》总量的四分之一左右。他们先把这些书存放在上海，等太平军撤离杭州后，才雇船运回杭州，当时文澜阁损毁，这批书先放在杭州孔庙的原府学尊经阁内。光绪六年（1880），浙江巡抚谭钟麟重建文澜阁，次年落成，这才把书运回文澜阁。之后，丁丙提出补抄《四库全书》。光绪八年（1882），补抄工作得到谭钟麟的批准并经浙江布政使发出照会，其经费也得以解决。其时抄写者达 100 余人，丁氏兄弟出其家藏图书，又抄"天一阁""抱经楼""振绮堂""寿松堂"等藏家之书。之后，钱恂和张宗祥等又发起两次补抄活动。经过三次补抄后，文澜阁《四库全书》具备了独特的文献价值。数量上，共有 36917 册，比原颁的 35990 册多出近千册；内容上，弥补了原本中漏抄的部分，并恢复了清廷对原文的篡改，有的版本还优于原《四库全书》的底本。文澜阁也成为南三阁中唯一一座书阁并存的《四库全书》藏所。2015 年，杭州出版社将文澜阁《四库全书》影印出版。

（丁媛）

第二节　私家藏书

夏商周时期，学在王官①，书籍只有少数人能书写使用，并设史官掌管典籍。直到东周的春秋末期，随着生产力的发展，社会结构的变化，才出现"天子失官，学在四夷②"，打破了统治阶级的文化垄断。当时涌现出一批哲学家、思想家，出现"诸子百家争鸣"的局面。他们著书立说，使得大量的文献流传于世。我国私家藏书就始于春秋战国时期，孔子就是中国第一代私人藏书家。之后，私家藏书一直是官家藏书的重要来源之一。

一、明清六大藏书楼

明清时期的经济、文化发展迅速，私人藏书总数已大大超过宫廷所藏，校勘精审的善本书也以私家所藏为多。明清两代出现了一些著名的藏书家和藏书楼，他们的作用主要表现在两个方面：一是校勘、鉴别古籍；二是收藏、保存古籍。其中最著名的可推宁波范氏天一阁、常熟瞿氏铁琴铜剑楼、山东杨氏海源阁、归安陆氏皕宋楼、钱塘丁氏八千卷楼、南浔刘氏嘉业堂。

（一）天一阁

清康熙十二年（1673）的一天，天一阁藏书楼的门徐徐开启，主人

---

① 学在王官：指夏商周三代文化由王室控制，设有垄断文化的教育机构。
② 天子失官，学在四夷：语出《左传·昭公十七年》。失官，谓亡失古代职官制度。

陪同一位年逾六旬的老人，缓缓登上了天一阁藏书楼。这位老人便是大名鼎鼎的浙东学派领袖黄宗羲。黄宗羲深知范氏家族的森严规矩，但他还是叩响了天一阁的大门。出乎意料的是，范氏家族的各房竟一致同意黄宗羲登楼观书。黄宗羲以异姓人身份登上天一阁藏书楼后，也令更多的文人墨客心向往之。清人叶昌炽《藏书纪事诗》云："烟波四面阁玲珑，第一登临是太冲①。玉几金娥无恙在，买舟欲访甬句东。"

天一阁位于浙江宁波月湖西侧。创建人范钦，字尧卿，号东明，浙江鄞县（今宁波市鄞州区）人，嘉靖十一年（1532）进士，历任工部员外郎、袁州知府、兵部右侍郎，嘉靖三十九年（1560）辞官归里。范钦一生酷爱书籍，每到一地，都留意收集。晚年回乡后，好学弥笃，一心读书、收书，藏书量增至 7 万余卷。原藏书室"东明草堂"已难以容纳其所藏之书，便在住宅东面新建一藏书楼，命名为"天一阁"。

1. 天一阁的建筑特色与防火除湿设施

收藏古书文献的藏书楼最怕的就是火灾，古人常将珍贵的书籍贮藏于"石室""金匮"，目的就是为了防火，而水能克火，故水对于藏书楼的安全来说是头等重要的大事。当时，宁波另有一位著名的藏书家兼书法家丰坊，早年建有"万卷楼"，聚书甚丰，江南独一。然因管理不善，"万卷楼"终遭祝融之灾，数万卷藏书化为灰烬。范钦吸取"万卷楼"的教训，在建造天一阁时，牢记一个"水"字：除取《易经》郑注"天一生水"之意命名藏书阁外，在书阁的构筑上也寓有"水"之义。天一阁分上下两层，上层通为一室，下层并排六间，将"天一生水""地六成水"之意融入其中。不仅如此，书阁内所有天花板上的藻井也都绘成与水有关的图案。

天一阁建筑构思谨严，防火意识贯串全局。书阁四周筑起高高的封

① 太冲：黄宗羲（1610—1695），字太冲，一字德冰，号南雷，别号梨洲老人、梨洲山人、蓝水渔人等，学者称梨洲先生。明末清初经史学家、思想家、地理学家、天文历算学家、教育家。

火墙，隔离外来的火源；阁前小院中还掘有一泓"天一池"，蓄水以防火。可别小看这个小池，池底直通附近的月湖，一旦书阁起火，这池中之水便可取之不尽，用之不竭。范钦防火护阁的用心，可谓良苦！此外，范钦还规定：夜间不准登阁（因古代无电灯，夜晚活动需执明火），登阁者严禁持烟火。这无疑又是阻止祝融光临的又一条重要途径。

在诸多藏书楼纷纷毁于火灾之后，唯有天一阁傲然沿存于今，人们不得不赞叹范钦及其子孙严谨的建阁构思和严密的防火制度。

清代学者袁枚在其《小仓山房诗集》中有诗云："旧闻天一阁藏书，英石芸草辟蠹鱼[①]"，并注曰："书中夹芸草，橱下放英石，云收阴湿物也。"芸草即芸香草（一说即除虫菊），是古人常用的一种书籍防虫药物。英石，因产于广东英德县（今英德市）而得名，是一种石灰岩石块，具有吸潮作用。天一阁采用芸草驱虫，英石吸潮；还定期打开书阁前后窗户及书橱的前后橱门，通风除湿；在二伏天至重阳间，还视天气择定曝书日，置群书于几案上以曝书。正是由于这些制度与措施，天一阁所藏的明代地方志和科举录至今还完好地保持着明代的装帧式样，纸墨精湛，触手如新，一展卷则令人赏心悦目。

天一阁香草防虫、英石吸潮的传统近年来得到恢复，并进一步加以改进。如从多种香草中选择了广西金秀瑶族自治县的灵秀草，这种香草放置多年，依然香气扑鼻，具有良好的驱虫效果，且对书籍纸张没有副作用，对人体健康亦无不利影响，现已大量使用。在除湿方面，天一阁已购置了除湿机、吸尘器，用以维持书阁内的湿度与清洁，这显然比英石吸潮进了一大步。

2. 天一阁的藏书特点和价值

天一阁保存下来的图书中，以明代地方志与明代科举题名录最为完好，学术价值也最高。这批古籍纸墨精良，多采用明代包背装的装帧形

---

① 蠹鱼：书虫。

式，显得古色古香。

阁中现藏明地方志 271 种，其中 65% 是海内孤本。地方志是我国古代特有的地区性史地学著作，它与一般史地学著作不同，具有记述的广泛性、地域性、连续性等特征，地方志中蕴藏着大量的其他古代史地文献所不载的古代政治、经济、社会、文化史料，以及天文、地质、地震、气候、潮汐、医药等自然科学史资料，故又有"地方性百科全书"之称。

天一阁现存明代科举录 370 种，其中 90% 以上是海内孤本。这批科举录不仅是研究封建时代科举考试制度的第一手文献实物，而且也是最直接的人物传记史料。

此外，天一阁还藏有从周秦至明清的历代碑帖 800 余种，其中最著名的是北宋拓本《石鼓文》《秦封泰山碑》《西岳华山庙碑》。宋以后的碑帖多载地方历代政治、经济、军事、文化、教育等史料，故又被称作"刻在石头上的地方史书"。天一阁还藏有家谱 403 种，计 1982 册，大多修于清末民初时期。家谱的内涵十分丰富，是研究当时社会结构、经济制度、人口迁徙、民族发展、风俗民情等重要的历史文献资料。（图 3-2、图 3-3）

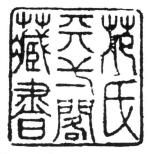

图 3-2 "范氏天一阁藏书"印

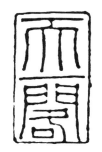

图 3-3 "天一阁"印

3. 天一阁的现实作用

400 多年来，天一阁历经劫难，当年 7 万卷藏书，至新中国成立时仅存 1 万余卷。当地文物管理部门认真贯彻国家"重点保护""古为今用"的方针，陆续收集了散存于民间的 3000 多卷天一阁旧藏。当地的众多藏书家亦纷纷捐献珍藏的古书、绘画、碑帖。时至今日，天一阁所藏古籍已达 20 万卷，其中珍椠善本有 7 万余卷，可与山东、浙江、江西等藏书丰富的省级图书馆相媲美。

1981 年 2 月，天一阁后侧的西北角上，崭新的天一阁新书库拔地而起，新书库为钢筋混凝土结构的三层楼房，使用面积 980 平方米，可存 30 万卷古书。如今的天一阁是国家重点文物保护单位，与嘉业堂、铁琴铜剑楼等其他古代藏书楼不同的是，天一阁至今仍是国家的一个藏书单位，仍然发挥着它的藏书功能。

"明州天一富藏书，福地琅嬛①信不虚。历劫仅存五分一，至今犹有万卷余。林泉雅洁多奇石，楼阁清癯类硕儒。地六成之逢解放，人民珍惜胜明珠。"这是郭沫若先生于 1962 年 10 月 26、27 两日连访天一阁后题写的大幅中堂诗。郭老还手题对联一副："好事流芳千古，良书播惠九州"。今日之天一阁，随着东园扩建，又添秀峰、明池，山水之间有曲溪相连，溪上有石桥铺架，山上重峦叠翠，奇峰秀出，山下茂林修竹，曲径通幽，石兽出没其间，飞禽嘤鸣不绝。人们在潜心读书之余，或信步于幽篁之中，或舒目于绿荫之间，或小憩于凉亭之上，或徜徉于明池之边，游目骋怀，心旷神怡，流连忘返。

4. 天一阁所藏古医籍

天一阁曾藏有数量可观的古医籍，有的具有很高的版本学价值，如宋代韩祗和撰、元末明初滑寿校钞本《伤寒微旨》，北宋钱乙撰、明代薛铠校注的《钱氏小儿药证直诀》，无名氏撰、徐宋真编的明代绵纸蓝丝栏钞本《急救仙方》。以上 3 种医书在清代编修《四库全书》时曾从明代《永乐大典》中辑出，但无论是内容的完整还是版本的质量，天一阁藏本均超出《四库全书》辑佚本。现今仍藏于天一阁的珍本医书有数十种，其中元明刻本医籍举例如下：

《针灸四书》元至大四年（1311）刻本（海内孤本）

《安老怀幼书》明弘治十一年（1498）刘宇校刻本

---

① 琅嬛：亦作"琅环""嫏嬛""嫏嬛"，为神话中天帝藏书之处。

《针灸聚英发挥》明正德十四年（1519）刻本

《铜人针灸经》明嘉靖十三年（1534）刻本

（二）铁琴铜剑楼

1930年春天，铁琴铜剑楼第四代楼主瞿启甲急急忙忙赶到上海，儿子们告诉他，有人向当局告发，称瞿氏在沪将书出售给日本人，国民政府教育部已发出训令，责成上海特别市政府、上海市府教育局查禁瞿氏藏书。这分明是诬告，为证自身清白，1930年7月6日，瞿启甲在其寓所举办了一次小型书展，邀请沪上名流和新闻界人士参观。蔡元培、胡适、董康和张元济等都前往参观。10月初，一纸传票递到瞿启甲手中，原来又冒出一桩官司，内容与之前雷同。最后，在蔡元培、张元济等人帮其辩诬之后，才还瞿氏的铁琴铜剑楼以清白。

铁琴铜剑楼坐落于江苏常熟古里镇，始建于清朝乾隆末年，位于瞿氏住宅之东，门临清流，绿杨环列，平桥曲水，是个环境优美的地方。

1. 铁琴铜剑楼五代楼主

瞿氏五世藏书，肇始于瞿绍基。瞿绍基（1772—1836），字厚培，号荫堂，酷爱书籍，凡遇佳本必购买，历十年积书十余万卷。其书室名"恬裕斋"，取古语上的"引养引恬"，"垂裕后昆"之意，后为避光绪帝讳更名"敦裕斋"。后因与其子瞿镛收藏到铁琴一张、铜剑一把，遂将藏书楼改名为"铁琴铜剑楼"。（图3-4、图3-5）

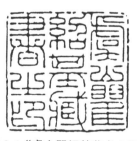

图3-4 "虞山瞿绍基藏书之印"

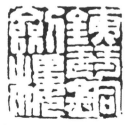

图3-5 "铁琴铜剑楼"印

绍基之子瞿镛（1794—1846），字子雍，岁贡生，曾出任宝山县学训导，不久即离职还乡，专事藏书。瞿镛精于校勘，对版本目录、金石文字无所不精，其秉承父志，肆力搜求书籍，从远近许多著名藏书家处选购精品，每遇到好书，重金购置，书贾奔走其门无虚日，使藏书楼的数量、质量达到顶峰。其收藏多为宋元善本，拥书之多，藏书之精，当时无人能及。

瞿镛之次子瞿秉渊（1820—1886，字镜之）、五子瞿秉清（1828—1877，字浚之）亦恪守家风。时值太平天国起义时期，瞿氏兄弟为了保存藏书，力避兵火战乱，先是将家藏善本分散寄存于亲朋好友之家。常熟陷落后，二人又急忙赶往各处转移藏书，先后寄于各地分藏。同治二年（1863），为安全起见，他们将宋金元刻本及秘钞、精校本 1000 余种渡江藏于海门大洪镇。经先后五次迁徙，历时四年，藏书虽略有散失，但大部分完好无损。

瞿秉清之三子瞿启甲（1873—1940），字良士，别号铁琴道人。5 岁时，父亲瞿秉清亡故，自幼随伯父瞿秉渊及兄启文、启科读书，擅长文学、书法。伯父、兄长亡故后，瞿启甲挑起了继承、发展、保护家业的重担。瞿启甲主张文化流通，对海内学人、邑中同好上门借阅者，尽力提供方便，专门开辟阅览室，提供茶水膳食，甚至还为远道而来的读者提供食宿。抗日战争中，瞿启甲将善本书运至上海保存。1940 年，瞿启甲病逝于上海，留下遗命"书勿分散，不能守，则归之公"。

瞿启甲之子瞿济苍、瞿旭初、瞿凤起三人遵从父志，新中国成立后将大部分藏书捐给国家，另一部分由政府出资收购后入藏北京图书馆（现中国国家图书馆）、常熟图书馆。

2.《铁琴铜剑楼藏书目录》

《铁琴铜剑楼藏书目录》为第二代楼主瞿镛原撰，初稿甫成，瞿镛即不幸病逝。其后，第三代楼主瞿秉渊和瞿秉清继承先志，延请季锡畴、王振声馆于家，任校勘之事，并对《铁琴铜剑楼藏书目录》进行校订增补。季、王二人的校补工作大约自咸丰三年（1853）起，断断续续进行到咸丰十年（1860）基本完成，共 24 卷，并开始付刻。但适逢太平军起

义,《铁琴铜剑楼藏书目录》仅刊经部 3 卷,书版尽毁于兵火。(图 3-6)

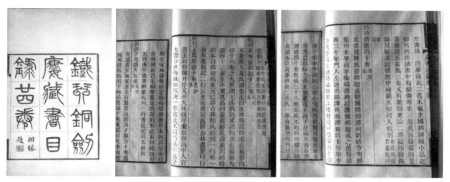

图 3-6 《铁琴铜剑楼藏书目录》

《铁琴铜剑楼藏书目录》的第二次集中修订是在光绪元二年间
(1875 ~ 1876)邀请叶昌炽、管礼耕、王颂蔚等人进行的。此次校订因
光绪三年(1877)瞿秉清染疾而卒,不得不暂时停顿下来。直到第四代
楼主瞿启甲长成,与其兄启文、启科继续增补校正《铁琴铜剑楼藏书目
录》。两兄早逝,瞿启甲独力支持,终于在光绪二十四年(1898)完成了
《铁琴铜剑楼藏书目录》的校订刻印。——至此,该目录耗费了瞿氏一家
三代 50 余年的精力,可谓历尽艰辛和波折。

《铁琴铜剑楼藏书目录》24 卷,共收录古籍善本 1194 种,其中宋刻
本 173 种,金刻本 4 种,元刻本 184 种,明刻本 275 种,钞本 490 种,
校本 61 种,其他 7 种。收书止于元以前的著述,明及明以后的著述概不
收录。全书按四部分类法编排,计经部 7 卷,史部 5 卷,子部 6 卷,集部
6 卷。设有三级类目,类目较细。翁同龢题《虹月归来图》中说:"瞿氏聚
书,所收必宋元旧椠,其精者尤在经部,乾嘉以来通人学士多未得见。"

由于《铁琴铜剑楼藏书目录》所收多为宋元旧版书,而参与其事者
又都是吴中著名的校勘学家,故其不仅是一部家藏古籍善本书目,更是
一部对古籍善本进行版本研究和校勘的成果汇集。

（三）海源阁

光绪十七年（1891）冬，一个大雪纷飞的日子，《老残游记》的作者刘鹗专程来到山东聊城的著名藏书楼海源阁，希望一饱眼福，结果被拒之门外。他有感而发，将此写入《老残游记》："老残至东昌观书未果，即于客舍壁上愤然题诗曰：'沧苇遵王士礼居，艺芸书舍四家书，一齐归入东昌府，深锁嫏嬛饱蠹鱼。'"刘鹗借诗发泄对海源阁拒他于门外的不满，那么海源阁究竟是一座怎样的藏书楼呢？

海源阁坐落于山东聊城光岳楼南万寿观街路北杨氏宅院内。清道光十八年（1838），江南河道总督杨以增丁忧期间，在其父的"厚遗堂""袖海庐"基础上，建成"海源阁"。此楼位于杨宅第三进院的东跨院内，是坐北朝南中国式楼房，面阔三间，上下两层，下为杨氏家祠，上为宋元珍本及手钞本等秘籍收藏处，所藏之书为杨家藏书之精华部分。上层中间门额上悬挂"海源阁"匾额一方，为杨以增亲书，额后有杨以增自题跋语，曰："先大夫议立家庙未果，今于寝东先建此阁，以承祀事并藉藏书。取《学记》'先河后海'语，颜曰'海源'，盖寓追远之思，亦仿鄞范氏之以'天一'名阁云。"楼下正中两柱上有楹联，上曰"食荐四时新俎豆"，下曰"书藏万卷小琅嬛"。楼后第四进院子为明清版本藏书处，其北瓦房五间，东西瓦房三间。藏书楼前有一长条状小院，有全部门窗木栏杆的长廊式"读书厅"两座，建筑阔绰，可容数人，四周花木扶疏，环境幽雅。（图3-7）

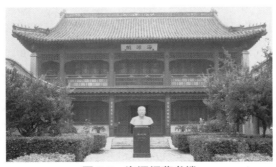

图3-7　海源阁藏书楼

1. 海源阁四代藏书

海源阁丰富的藏书乃杨氏四代人苦心经营、潜心搜集之结果。近代著名学者傅增湘盛赞海源阁"集四部之菁英","举旷世之鸿宝"。（图3-8）

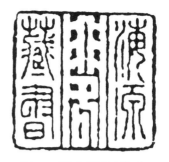

图 3-8 "海源阁藏书"印

海源阁藏书始于杨以增的父亲杨兆煜。杨兆煜（1768—1838），嘉庆三年（1798）举人，出任墨县教谕，笃嗜文史，闲暇即搜罗古书，建成海源阁之雏形。

杨以增（1787—1855）为道光二年（1822）进士，在其担任江南河道总督期间，江南战乱频繁，大批珍本古籍流入市场，如江南著名藏书家汪士钟、黄丕烈、周锡瓒、袁廷梼、顾之逵等所藏书籍相继散出，杨以增近水楼台，趁机收购。例如，最著名的"四经四史"（宋版书《诗经》《尚书》《春秋》《仪礼》《史记》《汉书》《后汉书》《三国志》）就来自黄丕烈。杨以增的藏书一举打破了以江浙为中心的藏书格局，与江苏常熟瞿氏"铁琴铜剑楼"并立，时有"南瞿北杨"之称。（图3-9）

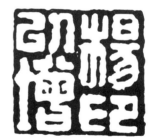

图 3-9 "杨以增印"

杨以增之次子杨绍和（1830—1875）为同治四年（1865）进士，官至内阁学士。杨绍和精于版本目录之学，在京时专事图书收购，凡珍本孤本、精校名钞，一经发现，无不采购。适逢辛酉政变，怡亲王载垣在北平被捕，被赐白绢自尽。怡府"乐善堂"藏书散出，杨绍和收藏甚多。据陈登原《古今典籍聚散考》一书记载："乐善堂大楼九楹，庋藏满溢，四库开馆之日彼且秘而不献。"乐善堂藏书源出于毛晋的汲古阁和钱曾的述古堂，其中精本颇多，且不少为《四库全书》未收之本。

杨绍和之子杨保彝（1852—1910）为同治九年（1870）举人。其时，

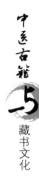

海源阁所藏精善之本和普通本已达到 10 万卷。杨保彝恐身后族人争产波及藏书，将藏书归入其祖父祠堂，子孙世守，毋许外人干预。杨保彝时期，对于藏书控制非常严格，像刘鹗这样被海源阁拒之门外的文人学士不在少数，例如山东历城的徐金铭为得见海源阁藏书，求为杨氏童子师，而最终也没能如愿。

2. 海源阁藏书之散佚和归属

杨保彝无子，过继了一个儿子，原名杨承训（1900—1970），字敬夫。由于时局动荡，杨敬夫执掌下的杨氏家族逐渐败落，海源阁藏书逐渐散佚。

1927 年 4 月，杨敬夫将部分宋元秘籍共 26 种（一说为 23 种）运往寓居地天津。1928 年春，西北军第十七师马鸿逵进驻聊城，海源阁藏书略有损失。是年冬，杨敬夫又将十几箱宋元秘本精品运至天津。杨敬夫为投资实业筹款，将书籍抵押给天津盐业银行。由于杨敬夫不善经营，生意很快破产，盐业银行欲将书卖给日本人，在宋子文的干预下，这批书最后被政府收购，入藏北平图书馆。

1929 年土匪王金发将司令部设于杨宅内，对藏书大肆劫掠损毁。1929 年 11 月，山东省立图书馆馆长王献唐赴聊城调查："余抵海源阁时，见其书零落，积尘逾寸。……黄荛圃手校宋本《蔡中郎集》，为海源阁刻原本，第四册后页，亦以拭抹鸦片烟签，涂污满纸。以镇库之珍籍，损坏如此，可为痛心！其家人并谓匪徒每以阁上书籍炊火，旧书不易燃烧，愤言：谁谓宋版书可贵？此均以毛头纸印之，并不爇火也。"

1930 年，战事又起，匪徒王冠军部乘机占据聊城，海源阁再遭劫难。据王献唐载："在土匪占据聊城时，日常以杨氏书籍出售，购者随意予价，略不计较。有时割裂包物煮饭，或带出作枕头使用。"王冠军将所掠之书携之北上，在其老家保定出售。1930 年 12 月，在土匪逃窜之后，杨敬夫将劫余之书装箱，运至济南东兴里杨氏私宅内。抗战时，济南藏书曾运往北京。1944年，杨氏卖书消息一出，济南人士辛铸久、苗兰亭、张萧斋等人筹集三百万元购回济南，战后捐入山东省立图书馆。

3. 杨氏所编书目

杨氏所编书目共5种，即善本解题书目《楹书隅录》（初编5卷、续编4卷）、善本简目《宋存书室宋元秘本书目》4卷、《海源阁藏书目》4卷、《海源阁宋元秘本书目》4卷和普本简目《海源阁书目》4卷。

同治八年（1869），杨绍和撰写《楹书隅录初编》5卷，所收珍善本均为海源阁四经四史斋旧藏善本及其本人"昔年所收精椠"。同治十年（1871）他又撰写《楹书隅录续编》4卷，对所录之书考核异同，检校得失，详记各书的名家题跋，间附己意，并记其行式、印章及收藏经过等。《楹书隅录》初、续编所收录海源阁精善秘本共计268种，然而其书尚未校刻完毕，杨绍和就与世长辞。杨保彝承其父业，与妻子共同完成了《楹书隅录》初、续编的校勘出版工作。

以往的目录编排往往着眼于内容上的分类，并不注重版本，而杨氏所编书目突出版本特点，兼顾版本和内容，这与清代学术注重校雠、考据有一定关系。此外，将分类和编年统于一体的编目范式对后世也是一个启示。

《楹书隅录》所著录的医籍解题举例如下："宋本《脉经》十卷，八册二函（每半页十二行，每行二十字）。伏读《四库全书总目》，是书未经著录。仅于《脉诀注》中有王叔和《脉经》十卷，见于《隋书》《唐志》云云。《延陵书目》有宋版《脉经》，然止七卷，当非完帙。张氏《藏书志》有抄本，乃从元天历本录出。近时嘉定黄氏及钱氏守山阁新刊本所据校者，亦只元刻。可见是书之宋椠，固不多觏矣。此本卷首载林亿等校定《脉经》序，并王叔和原叙；卷末载熙宁二年进呈镂版衔名，绍圣元年三年国子监牒文衔名及嘉定丁丑濠梁何大任后序，称家藏绍圣小字本岁陈漫灭，博验群书，正其误千有余字，鸠工创刻。盖是书初刊于熙宁至绍圣间，由大字本开作小字本，而此本又从小字本重雕者也。首尾完具，笺刻精良，亦医书中之秘籍也。……自明以来数百年，绝少流传。明赵邸居敬堂及吴勉学本，多脱误不可读。袁景从校本稍善，而以意删改，弥非真面。惟著于《挈经室外集》者，即由此本影钞，尚不失旧观耳。"

（四）皕宋楼

1907 年 4 月，浙江湖州月河街的陆宅中搬出一捆捆的古书，再转入船中，之后船直驶上海黄浦江。抵达上海后，这批书全部被搬运上岸，送往上海新马路梅福里。到了 6 月，这批书由日本邮船公司的汽船运到日本，先是藏在东京岩崎氏的公馆内，后来集中藏于日本静嘉堂文库。这就是著名的皕宋楼藏书流入日本静嘉堂文库事件。

皕宋楼为清末陆心源的三座藏书楼之一，坐落于陆氏故宅中。陆心源（1834—1894），字刚甫、刚父，号存斋，晚号潜园老人，归安（今浙江湖州）人，咸丰九年（1859）中举，先任南韶兵备道台，后官至福建盐运使。陆氏藏书其实分为三部分：皕宋楼藏宋元刊及名人手钞手校者，十万卷楼藏书以明刊本为主，守先阁藏明后及明刊的重校本和传钞本。皕宋楼和十万卷楼在月河街的陆氏故宅中，守先阁则在潜园中。（图 3-10）

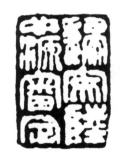

图 3-10 "归安陆心源审定"印

1. 皕宋楼之名实

陆心源嗜书成癖，在广东南韶任职时运回老家的图书就有 100 多箱。时值战乱，不少藏书家的藏书流散于市井，陆心源便乘机收购珍籍。到了光绪八年（1882），他收藏的图书已达 15 万卷。清同治年间，著名藏书家郁松年的宜稼堂藏书开始散出，引起各方争购的风潮，而其中争抢最烈的两方是丁日昌（晚清重臣，洋务运动主要人物，酷爱藏书）和陆心源。丁日昌与陆心源原本的关系可以说是不错的，两个人因为有相同的爱好，所以还经常在一起互相探讨。但是为了郁氏藏书，两人起了冲突，刚开始丁日昌占了点便宜，购得一部分精品，陆心源对此不满，说丁日昌巧取豪夺，其实后来陆心源买到的宋元本数量也不少，这下就轮到丁日昌不高兴了，所以两个人关系越来越坏。这件事后来还是由清末著名学者曾任翰林院编修的俞樾从中说和，方才告一段落，但是两位好友的关系却从此断送。陆心源从中购得书籍48000册。陆氏藏书经过如此搜求，其丰富可想而知。

皕宋——顾名思义，就是说有两百部宋版书。这个数字不用说现在，在当时也是独步海内的，陆心源自己也颇以此为豪。他以"皕宋"为楼名，显然是冲着另一位著名藏书家黄丕烈去的。黄丕烈是乾嘉时期的藏书家，曾藏有宋版书百种，将他的书楼命名为"百宋一廛"。

但是，皕宋楼中确实曾藏有两百宋版书吗？据时人李宗莲的《皕宋楼藏书志序》说，皕宋楼中藏有"宋刊二百余种，元刊四百余种"，俞樾的《陆心源墓志铭》也持此说。但是近人叶德辉《书林清话》却认为："如近人陆心源之以皕宋名楼，自夸有宋本书二百也。然析《百川学海》之各种，强以单本名之，取材亦似太易。况其中有明仿宋本，有明初刻似宋本，有误元刻为辽金本，有宋板明南监印本[①]，存真去伪，合计不过十之二三。自欺欺人，毋乃不可。"目前能较为确切反映皕宋楼藏书量的资料，当推日本昭和五年（1930）出的《静嘉堂文库汉籍分类目录》，载宋版书124部。但这亦不能说明皕宋楼全盛时之情状，因为皕宋楼藏书在东渡之前就已开始散出。

---

① 监印本：即监本，指国子监所刻印的书。明代在南京和北京均设有国子监。

2. 皕宋楼藏书东渡日本

光绪二十年（1894），陆心源卒，遗命诸子藏书要保管完整，不要散失。陆心源有四子三女，初始并未分家，由长子陆树藩主持家政。陆树藩经营实业失败，亏欠巨款，欲将其父之藏书尽数变卖。1905 年，日本人岛田翰慕名来华登楼观书，怂恿陆树藩出售藏书，经过几番讨价还价，光绪三十三年（1907），陆树藩以 10 万银圆之价将楼中藏书悉数售与日本三菱财阀岩崎小弥太，藏于日本静嘉堂文库。

陆氏藏书从湖州经上海而后运往日本，此事做得比较秘密，开始外界并不怎么知情，待得消息传出，国内知识界无不扼腕叹息，舆论大哗。这年 6 月，北京出现了一部由日本岛田翰撰写的《皕宋楼藏书源考》，据此书的刊印者董康在跋文中言："今春，彦桢（岛田翰之字）驰书相告，岩崎文库以日金十一万八千圆购陆氏书，有成议。余初谓陆氏为吴兴望族，刚父观察（清代对道台的尊称）逝世未久，何致货及遗书。嗣彦桢寄示《皕宋楼藏书源流考》，并嘱附梓《访余录》内，彦桢游中国，观瞿、杨、丁、陆四藏书家所记，始信其事果实。"董康在跋文中还记下了当时学术界、藏书界对陆氏藏书东渡日本的强烈反映："闻皕宋楼书既归日本，全国学子动色相告，彼此相较同异，如斯世有贾生，能无痛哭！"又言："陆氏《藏书志》（陆心源撰《皕宋楼藏书志》）所收，俱江浙诸名家旧本，古芬未坠，异域言归，反不如台城之炬，绛云之烬，魂魄犹长守故都也。"

（五）八千卷楼

皕宋楼事件之后，人们一面痛斥陆氏后代为"不肖子孙"，一面倍加关注其他藏书楼的境况。当时，杭州丁氏的八千卷楼也已陷入经济危机，而日本书商也已盯上了此楼。这时候，两江总督端方奏请清政府，并请江苏著名藏书家缪荃孙到杭州与丁氏后人洽谈，以 75000 元的低价成交。

最后，八千卷楼的藏书留在了中国，藏于江南图书馆（今江苏省图书馆），保存至今。

1. 八千卷楼之变迁

清代浙江丁国典慕其远祖宋代丁顗藏书八千卷，因而为其所建藏书楼命名为"八千卷楼"，并请名士梁同书题额，但是此楼于咸丰十一年（1861）毁于兵燹，其藏书也损毁殆尽。因当时未编制藏书目录，所以我们对当时的藏书状况知之较少。

在丁氏藏书受重创的同时，文澜阁也难以幸免。丁国典之孙丁丙、丁申不避艰险，四方搜寻和收购、补抄，奔复于书肆及残垣断壁之中，历时7年之久，使文澜阁《四库全书》恢复十之七八。由此获光绪帝颁旨表彰，褒奖其"购求藏庋，渐复旧观，洵足嘉惠艺林"。

由于丁氏兄弟多方或购或抄书籍，经过二十多年的积累，其家藏图书达八万卷。光绪十四年（1888），丁氏兄弟沿用楼名重建了藏书楼。正堂悬挂浙江巡抚谭钟麟手书"嘉惠堂"匾额。嘉惠堂八千卷楼收藏《四库全书》所收及存目之书；堂后又筑五楹，为"后八千卷楼"，收《四库全书》未收之书；另辟出一室于堂之西，为"小八千卷楼"，收藏宋元明刊本2000多种及明初精印本、旧抄本、稿本、精校本等200余种，尤以明刊本最为丰富，又称"善本书室"，其中所藏是八千卷楼藏书之精华。（图3-11、图3-12）

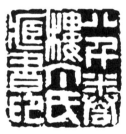

图3-11 "八千卷楼丁氏藏书印"

光绪末年，丁氏后人经商失败，欲变卖藏书以偿亏欠，最后由清政府出面收购。但是令今人困惑的是，曾经显赫一时的"八千卷楼"现已了无踪迹，其何时消失？遗址在哪里？据

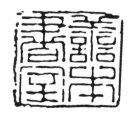

图3-12 "善本书室"印

浙江省文史研究院所编《杭州街路里巷古今谈》记载："藏书家丁丙的嘉惠堂，在庆春路南，菜市桥西头发巷内，跨田家园至银洞桥处（今均称直大方伯），他们的故居和藏书楼至今已不存。"仲向平的《杭州老房子》记载："杭州绸业协会位于上城区直大方伯巷92号，清代又名观成堂。""观成堂"是绸业有名的老字号。据称，绸业协会曾经临时将其部分建筑借于丁氏兄弟作为藏书楼用，当时被称为"八千卷楼"。不难推测，"八千卷楼"的旧址就在今天曾名为头发巷的直大方伯内。但是，所谓的"头发巷"在今天杭州的地图上已无所找寻，而"直大方伯"的范围很大，具体地址难以考证。

2. 丁丙其人

丁丙（1832—1899），字嘉鱼，别字松生，晚号松存，浙江钱塘（今杭州）人。自幼好学，在其《武林坊巷志》自序中说自己从小喜欢收藏书籍："下学之次，时为道里中故家遗事，谨识之不敢忘。稍长，即好掌故诸书，偶订小册，录其闻见。"丁丙淡泊名利，终身不仕，同治三年（1864）曾被左宗棠保举为知县，发江苏补用，而他淡于仕途，不肯赴任。丁丙还是中国近代民族工商业的先驱，合资创办了中国近代第一批机械化和股份制轻纺企业。丁丙爱好收集地方文献，热心社会公益事业。最为突出的是，他在研究和校刻杭州水利文献的同时，亲自主持启动杭州水利工程。从1890年起，连年整治西溪河、沿山河，疏浚余杭南湖，修筑上河堤坝，修葺奉口斗门等。

丁丙著述颇丰，著有《松梦寮诗稿》《菊边吟》《北隅续录》等，并编《武林坊巷志》《武林藏书录》《武林金石志》《国朝杭郡诗三辑》等。丁丙在临终病榻上还编写了一部发展杭州地方社会事业，特别是公益慈善事业的专著《乐善录》。

3.《善本书室藏书志》

《善本书室藏书志》（图3-13）所收的是丁氏藏书之菁华，是一本善本解题目录。光绪二十二年（1896），丁丙在养病期间与家人开始着手善

本藏书志的编写，历时三年完成初稿40卷，共收录2666部书。如此浩
繁巨制，就时间而言十分仓促，除了利用
《四库全书总目》等书目及拼接原书序跋
之外，当然也会利用现成的丁氏题跋，或
改写，或糅合成文。

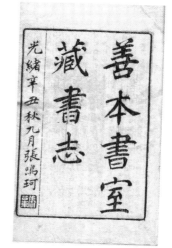

《善本书室藏书志》中所著录的医籍
解题举例："《脾胃论》三卷（明刊本）。
东垣老人李杲撰。前有元好问序云：《内
经》说百病，皆由上中下三者，及论形气
两虚，即不及天地之邪，乃知脾胃不足为
百病之始。有余不足，世医不能辨之者久
矣。往者遭壬辰之变，五六十日之间，为
饮食劳倦所伤而殁者，将百万人，皆谓

图3-13 《善本书室藏书志》

由伤寒而殁。后见明之辨内外伤及饮食劳倦一论，而后知世医之误人如
此。又著《脾胃论》，此书果行，壬辰药祸，当无从作。椠刻绝精，不减
元本。"

（六）嘉业堂

1934年5月3日，鲁迅在得到好友许寿裳寄来的《嘉业堂丛书书录》
后，5月5日专程前往刘承干在上海爱文义路的寓所购书。鲁迅《病后杂
谈（三）》中写道："到嘉业堂去买书，可真难。我还记得，今年春天的一
个下午，好容易在爱文义路找着了，两扇大铁门，叩了几下，门上开了
一个小方洞，里面有中国门房、中国巡捕、白俄镖师各一位。巡捕问我
来干什么的。我说买书。他说账房出去了，没有人管，明天再来罢。我
告诉他我住得远，可能给我等一会呢？他说，不成！同时也堵住了那个
小方洞。过了两天，我又去了，改作上午，以为此时账房也许不至于出
去。但这回所得回答却更其绝望，巡捕曰：'书都没有了！卖完了！不卖

了！'"尽管鲁迅两次登门购书不获，但后来还是托人购得嘉业堂刊本 20 余种。

嘉业堂坐落在江南水乡古镇——南浔。南浔向以发达的丝织业闻名全国，曾是江南最富裕的大镇。清代道光年间，嘉业堂堂主刘承干的祖父刘镛因从事丝绸贸易而最终成为南浔首富。刘承干的父亲刘锦藻则蓄志励学，考中进士，曾任清内阁中书。刘锦藻对史学颇有研究，为近代知名学者，撰有《续皇朝文献通考》等，并性喜藏书。

刘承干（1882—1963），字贞一，号翰怡，别号求恕居士，为清末秀才。刘承干对史学怀有浓厚的兴趣，自谓"弱冠即喜治乙部之书"，对古籍版本亦有一定的鉴赏水准，1914 年任《浙江通志》分纂，1920 ~ 1921 年任清史馆名誉纂修。

这个既拥有万贯家财，又充满传统文化气息的家庭，对刘承干的人生道路产生了重大的影响，使他有能力也有志趣将一生的精力投入到书籍之中——读书、购书、藏书、校书、写书、刻书。1910 年，年方 28 岁的刘承干开始了其藏书家的生涯，据其在《嘉业藏书楼记》中自叙："宣统庚戌（1910），开南洋劝业会于金陵，瑰货骈集，人争趋之。余独步状元境各书肆，遍览群书，兼两（同"辆"）载归。越日，书贾携书来售者踵至。自是即有志聚书。"

刘承干于 1911 年举家定居沪上。其藏书起初亦俱聚于上海寓所，后因积储日富，遂于 1920 年斥巨资 12 万，在故乡南浔购地 20 亩，构筑私人藏书楼。1924 年，书楼落成，它就是闻名海内外、享誉学林界的嘉业藏书楼（嘉业堂），它是我国现存最后一座私人藏书楼，与我国现存最古老的私人藏书楼——浙江宁波的天一阁东西遥遥相望，构成了我国藏书文化史上的绝世双璧。之所以取"嘉业"之名，是由于刘承干曾因捐资为光绪帝皇陵植树，被溥仪赐以"钦若嘉业"九龙金匾，故"兹楼之成，即以额榜，所以记天恩也"。

1. 嘉业堂的建筑格局与园林风貌

嘉业堂坐落在南浔镇西南的鹧鸪溪畔，东侧毗邻刘氏家庙与小莲庄，正所谓："万卷琳琅嘉业堂，鹧鸪溪上小莲庄。"书楼是一座回廊式的两层建筑物，平面呈"口"字形，砖木结构，建筑面积 1936 平方米，东西阔 35.3 米，南北深 53 米，分前后两进，每进面宽 7 间，左右厢房各 6 间，共 52 间。书楼中间硕大正方的天井占地约 300 平方米，大块青砖铺地，杂草不生。置身天井，令人顿生宽敞、整洁、明快之感。书楼面向天井的门框窗棂及回廊铁栏杆均精心雕镂浇铸成"嘉业藏书楼"字样，特色鲜明，别具一格。

前进楼下中间为正门，门楣"嘉业藏书楼"五个金字系清学部副大臣刘廷深手笔。后进底层正厅为"嘉业堂"，有"钦若嘉业"九龙金匾高悬堂中。各斋室楼堂皆摆饰画屏楹联、书橱书箱书架、桌椅几凳。画屏以红木嵌大理石为多，也有镶螺钿玉石者，十分名贵。楹联则用银杏木。书橱顶天立地，古色古香，多为柚木，而庋藏宋元椠本者则采用楠木制成。

书楼正门朝南，面对玲珑小花园，园中花木扶疏，藤萝漫布。花园正中有一三四亩见方之莲池，春夏之际，莲花荷叶竞相开放展姿。池中有岛，岛上有亭，名"明瑟"（出《水经注》，意为莹净）。亭背竖立一石，高约两米，形似虎踞，中腹一孔，吹之声如虎啸。此石为清代著名学者阮元之故物，石上有阮元题"啸石"隶书二字，其下复有张廷济题句。岛之两端各有石桥通池岸，岸边亦各有亭，曰"浣碧""障红"，与"明瑟"遥相犄角。环池周则以太湖石堆砌成堤，高低错落，疏密有致。

书楼与花园的外围有溪流环绕，以一衣带水替代围墙。——楼外有园，园外复有溪，使书楼建筑、花园景致与四周村野阡陌浑然一体。东侧有桥临水，桥内拱形大铁门，以通出入。西洋式牌楼的横额上，外题"藏书楼"，内面则书"苑囿经籍"（出《梁书·裴子野传》）四字。

刘承干在《嘉业藏书楼记》一文中这样描述书楼的环境和景致："园

之四周，环以溪水，平临畎莽，直视无碍。门之左，即吾家之小莲庄，而宗祠家塾悉在焉。比邻适园，石铭观察之别业也。春花秋月，梅雪荷风。景物所需，取供悉办。灵瞩莹发，朝暮尤胜。人家历历，半住斜阳。林影幢幢，如耸危塔。庭石孤啸，捣声一鸣。负手微吟，诗境亦古。千桑万海之中，局地踏天之境，比年以来，此为最适。"——如此的建筑、这般的景致，真可以算得上是私人藏书楼史上的绝唱了！

嘉业堂的建筑理念十分科学和周密，对防火、防潮、防虫、通风等的要求十分严格：外围河水环绕，利于防火、防盗。楼四周墙基高五六尺，以花岗石砌就，坚固异常且又可防虫蚁孳生。一楼皆以专门烧制的青砖铺地，砖下铺垫专烧瓦钵，钵下再铺细沙，使地基达一尺多高，地下潮气难以上升。底层房间高达四五米，既通风，又散热。珍藏之善本书盛于木匣中，匣内复衬夹板，也是防潮、防蛀的有力措施。朝向天井的库房全面安装落地长窗，利于通风、采光。而宽敞的天井则是夏季晾晒图书既安全又理想的场所。并专设消防室，配有灭火机。

清代叶德辉在《藏书十约》中认为："藏书之所，宜高楼，宜宽敞之净室，宜高墙别院，与居宅相远。室则宜近池水，引湿就下，潮不入书楼。宜四方开窗通风，兼引朝阳入室。遇东风生虫之候，闭其东窗。窗橱俱宜常开，楼居尤贵高敞，盖天雨瓦湿，其潮气更甚于室中也。"——可以说，嘉业堂的建筑格局完全符合上述要求。所以，张錡在《南浔刘氏嘉业堂观书记》中赞叹道："其设备之周至，公家图书馆对之有愧色矣。"

2. 嘉业堂的藏书特色

刘氏耗巨资 30 万元，收书 60 万卷 18 万册，计 12450 种，被誉为民国私家藏书第一人。而宋元刻本、明刊本、稿钞本及地方志书的大量收藏可以说是嘉业堂藏书的四大特色。

嘉业堂中有宋本 79 种，元本 84 种。由于刘氏收书着重在于史料与实用，而版本则为附带考虑因素，因此能积聚这么多宋元刊本实属难得。

嘉业堂中有明版 2000 余种。上海沦陷期间，中国文献保存同志会的负责人郑振铎在仔细鉴定了嘉业堂全部明刊本后，赞道："甚感满意！佳本缤纷，如在山阴道上，应接不暇，大可取也。"

嘉业堂中有明清稿钞校本 2000 余种，尤其是保存了《永乐大典》及文源阁、文澜阁《四库全书》残本和部分翰林院底本，皆燹后佚存之物，极为珍贵。胡道静先生认为，稿钞本在嘉业堂总体藏书中"虽曰大海一勺，实为楼藏菁英所托，若掌之在熊也"。

嘉业堂全盛时期收有地方志书 1200 种，不仅数量多，而且质量很高，有些甚至是传世孤本，如《东安县志》《四明郡志》等。

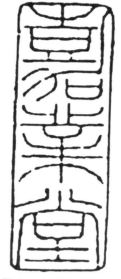

图 3-14 "嘉业堂"印

嘉业堂藏书主要来源有：浙江四明卢青崖抱经楼、贵州独山莫友芝影山草堂、浙江仁和（今杭州）朱学勤结一庐、广东丰顺丁日昌持静斋、江苏江阴缪荃孙艺风堂等。其他如范氏天一阁、鲍氏知不足斋、丁氏八千卷楼等散出之卷，毛氏汲古阁、祁氏澹生堂、吴氏拜经楼等所藏所写（刻），袁克文、董康、郭嵩焘、江标等的旧藏，都能在嘉业堂中见到。（图 3-14、图 3-15）

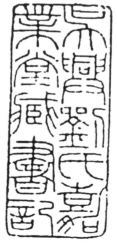

图 3-15 "吴兴刘氏嘉业堂藏书记"印

3. 嘉业堂所藏医籍

嘉业堂藏书中，子部医家类有 111 种，计 1849 卷，1244 册。此外，道家类 64 种，释家类 113 种，亦有一些医药内容。其中宋元明刊本及旧钞善本医籍举例如下：

《重刊孙真人备急千金要方》30 卷 32 册，元刊，中缺 2 卷，影原书抄配。昆山徐氏旧藏。

《新刊补注释文黄帝内经素问》12 卷 6 册，元至元己卯（1339）古林书屋刊本。袁克文旧藏。

《素问入式运气论奥》3 卷 2 册，元刊。

《局方发挥》1 卷 1 册，巾箱本，为元代佳刻。原拜经楼藏书。

《青囊杂纂袖珍方》4 卷，明代永乐刻本。

《新刊丹溪心法》5 卷，程充（用光）重订，明成化刻本，前有成化十八年壬寅（1482）程充同族程敏政序。

4. 嘉业堂刻书特点

刘承干不但因搜集古籍而闻名遐迩，而且以雕版印书蜚声海内。嘉业堂的刻书特点是数量巨、底本精、丛书多、重孤本、内容广。除了书籍本身内容，刘氏还非常讲究版刻的质量和形式，可以说是达到了不惜工本、精益求精的程度：如选上好红梨木做雕版材料。请最善于摹写各类字体的湖北人饶星舫为写手，由被誉为"天下第一好手"的武昌人陶子麟鬄刻。其他为嘉业堂刻书印书者亦都是当时国内一流的印刷铺，如南京姜文卿、北京文楷斋、扬州周楚江等。——所以往往是"一书之成，费或逾万"。

由于有雄厚的经济基础作保障，刘氏刻书概不以营利为目的。起初皆免费赠送，兼贴邮资。后实因求书者过于众多，才部分出售，但对友人仍继续赠送。伦明在《辛亥以来藏书纪事诗》中说，"余未与君谋面，而君屡赠余书，盈数百册"，可谓是典型的"嘉惠士林"之举。

二、近代江南中医药藏书家

（一）裘吉生

裘吉生（1873—1947），名庆元，祖籍浙江嵊县（今嵊州市），出生于绍兴。少时进钱庄做学徒，后患肺痨而被辞退，才励志习医，自治而愈。其时清廷腐败，裘氏参加光复会，后又加入同盟会。后去奉天（今沈阳）悬壶济世，并结识日医多人，托其搜购海外汉医籍。裘吉生不惜重金，千方百计搜集医药古籍，尤其是对孤本、精刻本、精抄本、未刊稿本等更是竭尽全力，务在必得，如此"搜求医书四十余年，积三千数百种（两万余册）"。1921年迁寓杭州时，裘氏已48岁，行医33年，题其书屋为"读有用书楼"，并以《礼记》"医不三世，不服其药"及《左传》"三折肱，知为良医"为旨，取"不读三世书，不蓄三年艾，不能三折肱"之义而创立"三三医社"，兴办"三三医院"，出版《三三医书》，刊行《三三医报》。

《三三医书》刊行于1924年，分3集，每集各33种医籍，共99种，选录了大量海内外孤本、珍本、抄本，如《医经秘旨》《温热逢源》《医学妙谛》《伤科方书》《重楼玉钥续编》《行军方便便方》等。又旁及日本，收有《医余》《药征》等书，保存了大量珍贵医籍。裘氏所选之书，多为家传秘本，疗效独特，简练实用。如《重楼玉钥续编》乃"郑承瀚家传，名垂数世，其治白喉，无不应手而瘥，凡习喉科者，均奉为圭臬"。

之后，裘氏又精选善本、孤本，纂辑《珍本医书集成》90种，由上海世界书局于1936年出版。《珍本医书集成》将医籍分为12类，即医经、本草、脉学、伤寒、通治、内科、外科、妇科、儿科、方书、医案、杂著。在《珍本医书集成》收录的医籍中，有12种是孤本（《医权初编》《伤寒法祖》《龙砂八家医案》《外科传薪集》《青霞医案》《外科方外奇方》《医医小草》《黄澹翁医案》《伤寒捷诀》《也是山人医案》《通俗内科学》《病后调理服食法》)。裴氏在每一类书的书目选择上，不仅注重版本，还注重其学术特点与实用价值。

以后裴氏又亲自校辑《珍本医书集成续编》97 种，《皇汉医学丛书续编》75 种，可惜在交付全稿后，竟焚于日寇战火。

（二）曹炳章

曹炳章（1878—1956），字赤电，浙江鄞县（今宁波市鄞州区）人，1892 年随父曹显卿迁居绍兴，进太乙堂药店为徒。1896 年，曹炳章拜当地名医方晓安为师，料理业务之外，有暇则专攻《内经》《难经》，熟读仲景及各大医家著作，精研医理。1901 年，他在绍兴春成堂药店附近设诊所，开始施医，自此开始了他一边悬壶济世、一边聚书藏书、著书立说的生涯。曹氏又与何廉臣为文字交，常切磋讨论，协同编辑《绍兴医药学报》，并创办《药学卫生报》，开设"和剂药局"，倡导药品改良。1931 年，曹炳章任"中央国医馆"名誉理事。曹氏精内、妇、儿科，尤擅喉症，与何廉臣、裴吉生并称为"宁绍三杰"，其学术思想在温热学说中独树一帜。

曹炳章诊治之余，喜好收藏中医药文献，其行医所得不用来购置财产，而用于藏书，将自己的藏书处命名为"集古阁"。日积月累，历年收集达 5000 余册，存放在绍兴至大药店。1912 年，曹炳章正在宁波老家料理他父亲的丧事时，至大药店突遭火灾，藏书尽付一炬，其中包括他多年来批注的历代名医著作，以及他撰写的《预察婴儿寿夭》《药物炮制实验》等稿本。痛惜之余，曹氏从零开始，四处访购、抄录。至 1934 年，积藏已达 5000 余种。为整理所藏，曹炳章把 5000 余种藏书分为医经、体脏、摄生、诊断等 23 类，编制了《集古阁藏书简目》10 卷。1934 年，曹炳章应上海大东书局之邀主编《中国医学大成》。他日以继夜，仅 3 年时间，从所藏医籍中精选出上自先秦、下至近代的各类医籍 365 种，共2082 卷 1000 册，交由上海大东书局出版。可惜到了 1937 年，《中国医学大成》出版到 136 种、500 册时，抗日战争爆发，因上海沦陷而被迫停印，大部分版本内容精粹且经曹炳章精心校勘过的原稿也不幸散佚。绍兴沦陷时，曹氏藏书又一次面临灭顶之灾，于是他连夜租船，将藏书运至乡下避藏。面对接二连三的挫折，曹炳章仍访书不断、藏书不辍，继续充实着他的中国医药学文献收藏。

1952 年，曹炳章主动与当时的上海华东军政委员会联系，将所藏 3400 余种医籍捐献给了华东军政委员会卫生部。1956 年，曹炳章逝世，其遗著、遗藏由浙江省卫生厅接收。

（三）范行准

范行准（1906—1998），名适，字行准，浙江汤溪县（今属金华）人。范行准少时家境清贫，15 岁入其叔父所开德寿堂药店为徒，3 年后回乡自学中医，20 岁起在乡诊病。后因在乡里行医为同业所妒，只身赴上海寻求发展，得同乡介绍考入震旦大学预科，因不识法文，半年后退学。

1930 年，范行准考入上海国医学校，因其考试成绩优异，插班入三年级。因家贫，交不起学费，老师陆渊雷准其免缴学费，食宿由同乡接济。范行准喜读子部书，涉猎颇多，对医学临床课程则不感兴趣，时常辍课外出阅书，以致成绩平平。1932 年，上海国医学校停办，因范行准这届学生还有一学期就毕业，就假借章次公任事的上海红十字会继续上课，直到毕业。1933 年 6 月，范行准创办《国医评论》杂志，后因资金问题停办。1934 年，范行准加入上海中西医药研究会，被选为理事，在出版部编辑股任职，承担《中西医药》的编辑工作，同时负责该会图书馆规划及图书搜求工作。中华医史学会（后易名为中华医学会医史学分会）成立后，组建中医图书馆，聘范行准负责图书的收集管理工作。此后十余年，范行准致力于中华医学会图书馆的工作，收购了许多有价值的医学图书。范行准 1950 年被聘入华东军政委员会卫生部工作，1953 年转入军事医学科学院，1958 年随院迁到北京，1979 年离休，但仍继续从事医学史研究。

由于范行准立志编一部大型《中国医学史》，故其初期所收多为史部、子部古籍，而不购医书，以为医书可向医家通借。但不久即发现，医家所藏，反而善本极为稀见，乃转而大力访求医书。至 1941 年，其所搜四部古籍已逾 2 万卷。其书室名为"栖芬室"，芬者书香之谓。"栖芬"之意有二：一是客寓上海，傀舍而居，屡经搬迁，书籍随主人随处栖止，用以自况；二是范氏认为"书物为天下公器，苟吾不用，宜速散去"，书籍不过在此暂时栖留。栖芬室聚藏了大量珍贵的中医药古籍，其中有宋、元、明三代的珍稀刻本、写本 90 多种，如北宋版《圣散子方》、明彩绘本《本草图谱》，还有不少清代医家、学者的稿本，如赵学敏《本草纲目拾遗》、刘鹗《要药分剂补正》等。栖芬室所藏之书，皆钤以"汤溪范氏栖芬图籍""栖芬室图书"等印。

范行准搜求医籍是为了研究之用。其医史、文献学论著向以立论严谨、资料翔实著称，这无疑得力于栖芬室的珍藏。范行准撰写的《明季西洋传入之医学》《中国预防医学史》《中国医学史略》《中国病史新义》已成为医学史研究的经典之作。他将其珍藏影印出版，主编了《中国古典医学丛刊》。此外，还辑录了两汉至元明间的医学佚书，成《全汉三国六朝隋唐医方》《元明医学钩沉》两书。

1984 年，范行准将栖芬室全部藏书捐给中国中医研究院，共计 760 种，7200 余册。其中医书 660 多种，2100 多册，内含善本 290 种，1500 余册。

（四）陈存仁

陈存仁（1908—1990）出生在上海一个没落的绸缎商人家庭，少时曾拜姚公鹤为师，学习训诂、考据、诗词、书法等，1923 年考入上海中医专门学校，1927 年毕业后在丁仲英诊寓助诊了一段时间。1929 年，他自设诊所，独立行医，没过多久就门庭若市，成为民国时期的上海名中医。1928 年，他创立了国内第一份医药卫生常识方面的报刊

《健康报》。

　　1930 ~ 1935 年，在谢利恒的推荐下，陈存仁编撰了《中国药学大辞典》。《中国药学大辞典》本来是商务印书馆邀请他编撰的，后来因为种种原因最后由世界书局出版，该书的出版为世界书局赚取了丰厚利润，世界书局的创始人沈知方邀请陈存仁再编一套《皇汉医学丛书》。陈存仁认为，要去日本实地考察搜求书籍，才能把日本人研究汉医的书籍系统化地分类编译出来。于是，世界书局向陈存仁提供了 7000 元，包括 6000 元编撰费和 1000 元赴日访书的费用。在日本，陈存仁遍访书肆，购置了大量的医药书籍，打包邮寄回上海。回到上海后，陈存仁整理了旧藏的日本汉医籍及赴日访得的医籍共 400 多种。1936 年，他整理出版了《皇汉医学丛书》，共 72 种，分为 13 类，即：总类 8 种（包括《内经》《难经》等医经注释及考证、传略、目录等著作），内科 19 种，外科 1 种，女科、儿科各 3 种，针灸科 4 种，眼科、花柳科、诊断、诊疗各 1 种，方剂 10 种，医案医话 11 种，药物 8 种，中国医药论文集 1 种 34 篇。该丛书不仅有助于了解日本汉医界的学术发展情况，而且对不少国内已散佚的古医籍的整理辑纂工作有很大的帮助。

　　抗日战争期间，陈存仁被提任为上海市中医师公会常务理事，在诊疗工作之余，他投入了大量的精力和财力，搜集中医药书籍和刊物，历十年"早搜夕索，亲临拜访，曲意诚求"，搜集收藏的各种版本的古今中医药书籍已达 6000 余种。

　　陈存仁 1949 年时去了香港，后来又去了美国，1990 年因突发心脏病，病逝于美国洛杉矶。

（张如青、丁媛、金芷君）

参考文献

［1］李鹏年. 皇史宬——我国古老的档案库. 故宫博物院院刊，1979（4）.

［2］袁碧荣. 皇史宬　明清皇家藏书楼. 紫禁城，2013（9）.

［3］李松龄．皇史宬：明清皇家档案库．中国档案报，2010-6-25．

［4］刘钟．简述明清皇史宬．图书馆论坛，2009（4）．

［5］刘蔷．漫话文源阁．文史知识，1995（6）．

［6］吕坚．《四库全书》七阁成书时间考．文献，1984（3）．

［7］单士元．文渊阁与《四库全书》．社会科学战线，1991（1）．

［8］刘榕．从实测谈文渊阁结构与艺术特点．故宫博物院院刊，1993（3）．

［9］王清原．文溯阁与《四库全书》．文献，2002（3）．

［10］李金坤．镇江文宗阁建造之理由与阁名之意蕴脞说．毕节学院学报，2013（2）．

［11］肖梦龙．镇江金山寺文宗阁藏《四库全书》始末．东南文化，1997（4）．

［12］顾志兴．文澜阁《四库全书》的三次补抄．世纪，2010（4）．

［13］韩伟，卢红梅．五世珍藏，百世流芳——记常熟瞿氏铁琴铜剑楼．兰台世界，
2010（21）．

［14］柳和城．蔡元培为铁琴铜剑楼主人辩诬．世纪，2002（3）．

［15］王彩云，王建华．山东聊城海源阁藏书始末．古籍整理研究学刊，1985（2）．

［16］范翠玲．聚散有常：海源阁的百年兴衰．中国典籍与文化，1997（4）．

［17］王献唐．聊城杨氏海源阁藏书之过去现在．山东省立图书馆丛刊第一种，1930．

［18］丁延峰．海源阁杨氏目录学思想述论//海源阁研究论集．北京：中国社会科学出
版社，2010．

［19］顾志兴．皕宋楼藏书秘密流入日本真相．世纪，2009（6）．

［20］先卫红．晚清藏书楼"八千卷楼"寻踪．浙江高校图书情报工作，2006（4）．

［21］张翔，吴萍莉．鲁迅与刘氏嘉业堂．鲁迅研究月刊，2000（3）．

［22］董桂琴．曹炳章藏书特色研究．宁波大学学报（人文科学版），2006（2）．

［23］牛亚华．范行准及其中医典籍的收藏与研究．中医文献杂志，2012（6）．

［24］沈伟东．陈存仁与民国中医药书刊出版．中医药文化，2008（5）．

［25］万蔚萍．三栖联动融通，私家藏书高峰——晚清丁丙的历史性贡献．当代社科视
野，2012（7，8）．

［26］张建中，金芷君．中医文化撷芳．上海：上海中医药大学出版社，2005．

第四章 《永乐大典》与中医

第一节 《永乐大典》概况

一、《永乐大典》的编纂背景与特点价值

《永乐大典》是明成祖朱棣下令编纂的一部大型类书，全书 22877 卷（目录 60 卷），11095 册。书中保存了我国上自先秦，下迄明初的各种典籍资料达 8000 余种，内容包括十三经、史书、子书、集部、释藏、道经、农医、戏剧、工技等，采掇搜罗，浩繁渊博，堪称中国古代最大的百科全书。它是中华民族珍贵的文化遗产，也是全人类宝贵的文化财富。

（一）编纂背景

1. 政治环境的需要

朱棣帝位的获得并不是传统的继承模式，而是从其侄朱允炆手中夺得，这一历史事件称为"靖难之变"。在程朱理学盛行的当时，以这种方式夺得帝位被认为是名不正、言不顺，是受到质疑和反对的。在复杂的政治环境下，为了减少文人对"靖难"的关注，同时也为了提倡文教、振兴学术，于是朱棣决定敕修《永乐大典》。因此，虽然《永乐大典》对

中华民族传统文化的内容进行了系统的整理与总结，但仍有其为实现政治目的的局限性。据史料载，朱棣曾命解缙等清理奏议文章，将"有关农、桑、礼、乐者，存之；有干犯'靖难'事者，焚之。"

2. 文化和经济条件的具备

明代初期，政府将元朝典藏全部运往南京，因元朝先后得到宋、辽、金三代在北京的藏书，数量极多，同时明初两朝还曾多次诏求民间藏书。因此，明朝立国不久，就拥有了极为宏富的政府藏书，所有这些藏书都成为《永乐大典》辑录的底本。此外，唐、宋两代学术发达，撰著飞速增长，而宋代雕版印刷业繁盛，使书籍的传播更加广泛，公、私撰著流传极快，这些著作也都被《永乐大典》所汇录。

朱元璋和朱棣都极为重视文化教育，当时各级学校遍设全国，这也为《永乐大典》的编修创造了浓厚的学术气氛和坚实的人才基础。朱棣即位后，兴修水利、广开漕运、奖励农桑，社会经济日趋繁荣，为编制《永乐大典》这样工费浩繁的大型类书提供了坚实的经济基础。

（二）编纂始末

早在洪武二十一年（1388），明太祖朱元璋即欲修纂类书，商议"编辑经史百家之言为《类要》"，但未能成事。

1403 年，朱棣夺取政权，年号"永乐"。在政治、文化、经济等条件均已成熟的背景下，朱棣命翰林院学士解缙、太子少傅姚广孝为监修，编纂一部大型类书，用以系统地收集天下古今书籍，以便查考。其言："天下古今事物散载诸书，篇帙浩穰，不易检阅。朕欲悉采各书所载事物聚之，而统之以韵，庶几考索之便，如探囊取物尔。"并亲自制订编纂宗旨："尔等其如朕意：凡书契以来经史子集百家之书，至于天文、地志、阴阳、医卜、僧道、技艺之言，备辑为一书，毋厌浩繁。"解缙等奉谕，组织 147 人，按照《洪武正韵》的韵目，将各类古籍资料分类誊抄。次年（1404），全书编纂完成，赐名《文献大成》。明成祖过目后认为"所纂尚多未备"，不甚满意。

永乐三年（1405），朱棣再命大学士解缙、太子少傅姚广孝、礼部
尚书郑赐监修，以及刘季篪等人重修，动用朝野上下共2169人编写，组
织设监修、总裁、副总裁、都总裁等职，负责各方面工作。蒋用文、赵
同友各为正副总裁，陈济为都总裁，参用南京文渊阁的全部藏书，永乐
五年（1407）定稿进呈。明成祖看了十分满意，赞此书"包括宇宙之广，
统会古今之异同，巨细精粗，粲然明备"，亲自为序，并命名为《永乐大
典》。定稿后清抄，至永乐六年（1408）冬天才正式成书。

（三）版本特点及价值

《永乐大典》为官方编纂之书，故纸墨优质、字画精美、版式规范。

在用纸方面，《永乐大典》使用的是以桑树皮和楮树皮为主要原料制
成的皮纸，当时北方习惯称为白棉纸，厚度为0.12毫米。这种纸在嘉靖
前后产量较大，纸质洁白柔韧，是印书的佳选，藏书家们习称"白棉纸
本"。用墨方面，《永乐大典》采用了明代最为著名的徽州墨，以黄山松
烟加多种配料制成。而朱墨则以矿物质朱砂制成，颜色经久不褪。

《永乐大典》的书写字体端正整齐而有洒脱精神，为写本精品。除
标题首字用多种篆、隶、草体书写外，正文为楷书"台阁体"，是一种
方正、光洁、乌黑、大小一律的官场书体，清代称为"馆阁体"。此外，
《永乐大典》中亦有各类用传统白描线条笔法所绘插图，包括人物故事景
象、博古器物、宫室建筑、园艺花木、山川地图、本草药物等，生动逼
真，工臻精美。这些插图是宋元和明初画家们绘画作品的遗存，在绘画
史、书籍插图史上也极具价值。（图4-1）

《永乐大典》全书为手绘朱丝栏本，四周双边，每半叶8行，大字单
行14～15字，小字双行不顶格28字。版心上下大红口，红鱼尾。上鱼
尾下题卷次，下对鱼尾之间题叶次。书中边栏、书口象鼻、鱼尾均为手
绘。装订形式为包背装，装裱后在书皮左上方贴长条黄绢镶蓝边书签，

题《永乐大典》卷目。右上方贴一小方块黄绢边签，题书目及本册次第。每册一般为 2 卷，也有部分 1 卷或 3 卷。

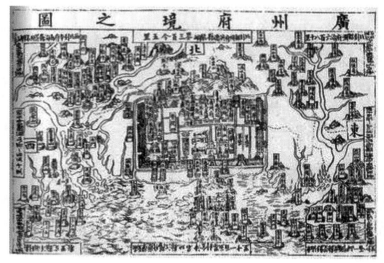

图 4-1 《永乐大典》插图

二、《永乐大典》的流传、散佚、重寻及谜团

（一）流传、散佚及重寻

1. 正本的流传及副本的抄录

《永乐大典》成书于南京，书成后因卷帙浩大，未能刻板，只有原书一部。永乐十九年（1421）朱棣迁都时，命令撰修陈循将（南京）文渊阁藏书每种挑选一套，共装 100 柜及《永乐大典》一起运至北京皇宫。到北京后，《永乐大典》贮于新宫文楼，其他 100 柜图书则暂存左顺门北廊。正统六年（1441），北京文渊阁建成，于是将左顺门北廊的书运入阁中，《永乐大典》则仍贮于文楼。

由于种种原因，《永乐大典》从成书起便被束之高阁。明代 16 位皇帝中，有一位非常喜爱《永乐大典》，这便是明世宗朱厚熜，常"按韵索览，几案间每有一二帙在焉"。嘉靖三十六年（1557），北京宫中失火，奉天门及三大殿均被焚毁。世宗怕殃及附近的文楼，敕令将《永乐大典》全部抢运出来。为预防不测，他便决定重录一部副本。

嘉靖四十一年（1562）秋，朝廷召选书写、绘画生员 109 人，正式开始抄绘。重录前，世宗与阁臣徐阶等经周密研究，制订出严格的规章制度，誊写人员早入晚出，登记领取《永乐大典》正本，并完全照原样重录，做到内容一字不差，规格版式完全相同，每天抄写 3 叶，不得涂改，也不允许雇人抄写。这样最大限度地保留了正本的原貌。

重录工作在嘉靖四十五年（1566）十二月朱厚熜辞世时尚未竣工，到隆庆元年（1567）四月才算大功告成，共费时 5 年。至此，《永乐大典》有正、副两本，永乐年间抄录的称为"永乐正本"，嘉靖年间重录的称为"嘉靖副本"。嘉靖副本贮藏皇史宬配殿约 150 年，至清雍正年间被移贮翰林院敬一亭。

2. 正、副本的散佚

在副本重录结束后，《永乐大典》正本即已不见踪影，成为历史上的一大谜案。副本在清康熙年间就已发现散佚不少，自移入翰林院敬一亭后，开始被大臣们借阅辑录佚书，又不断遗失并遭到破坏。乾隆三十八年（1772）修《四库全书》时曾利用《永乐大典》，清查时发现已缺失 2422 卷，约 1000 册。嘉庆、道光间修《全唐文》和《大清一统志》时又用到《永乐大典》，由于监管制度不严，又被官员偷盗出 100 余册。咸丰十年（1860），英法联军侵占北京，翰林院遭到野蛮破坏和抢劫，丢失《永乐大典》不计其数，尤以英军抢掠最多，作为战利品运回英国。此后，一些利欲熏心的官吏偷盗《永乐大典》，以每册 10 两银子售与洋人。光绪元年（1875）清理《永乐大典》时，仅存 5000 余册。到光绪二十年（1894），翁同龢入翰林院检查《永乐大典》时，就只剩下 800 余册了。光绪二十六年（1900），《永乐大典》最后的厄运来临，八国联军入侵北京，翰林院成为战场，《永乐大典》遭焚毁劫掠，仅存的 800 余册几乎化为乌有。

康有为曾在巴黎见过《永乐大典》1 册，后以重金购下，并于正文、封底题字。正文处书："是书藏北京翰林院，庚子之乱散出，昔在巴黎见之，甲寅九月，以八十金购得之，希世之宝也。"封底内页墨笔题跋云："吾既得《图书集成》，为清朝巨典之秘笈，明世以《永乐大典》为至巨，又抄本藏之中禁，非人间所得见。自经庚子之劫，又散在外国，余亟欲得之而苦其难，今不意竟落吾手。此虽重录，非永乐原本，然亦三百余年物，至可宝矣。"

3.《永乐大典》的保护及重寻

1912 年，在教育部官员的建议和努力下，翰林院所存 64 册《永乐大典》被送归教育部，除 4 册置于教育部图书室展览外，另 60 册送往京师图书馆（现中国国家图书馆的前身），这是国家图书馆入藏的第一批《永乐大典》。京师图书馆在细心整理、妥善保护这 60 册《永乐大典》的基础上，亦四处征集，广为搜罗。到 1934 年，馆藏《永乐大典》的数量已达 93 册。

1931 年，"九一八"事变以后，华北局势动荡不安，政府下令古物南迁。国立北平图书馆（前身即京师图书馆）先将敦煌写经、古籍善本、金石拓片、舆图及珍贵的西文书籍装箱后存放在天津大陆银行等较为安全的地方。1933 年 5 月，教育部电令北平图书馆将宋元精本、《永乐大典》、明代实录及明人文集挑选精品南迁，以防不虞。接电后，北平图书馆即将包括《永乐大典》在内的善本典籍运往上海，存放于公共租界仓库，并成立国立北平图书馆上海办事处负责管理。在保存下来的装箱单上，可以清楚地看到当时《永乐大典》南运的情况。

1937 年"八一三"事变以后，上海沦陷，不久第二次世界大战爆发，国内局势进一步恶化，北平图书馆存放在上海的图籍安全遭到威胁。代理馆长袁同礼先生和上海办事处钱存训先生通过驻美国使馆与美国联系，决定将这批善本再做挑选之后运往美国寄存。选取的 3000 种书中有 60

册《永乐大典》，于太平洋战争发生之前运抵美国，由美国国会图书馆代
为保管。1965 年，这批善本转运台湾并存放至今。八年抗战期间，困居
上海的郑振铎先生不停地出入书肆，寻找善本，并和北平图书馆保持联
系，袁同礼馆长则四处筹措购书经费，那一段时间收集的善本中有 2 册
《永乐大典》。

1949 年，中华人民共和国成立之后，党和政府更加重视文化遗产的
保护，《永乐大典》的收集也出现了一个崭新的局面。1951 年，苏联列宁
格勒大学（今俄罗斯圣彼得堡大学）东方系将 11 册《永乐大典》赠还中
国政府，文化部接收后即拨交北京图书馆（前身即北平图书馆）。为纪念
这一举动，北京图书馆举办了一次《永乐大典》展览，宣传《永乐大典》
的价值及其惨遭劫掠的遭遇。展览极大地激发了各界群众的爱国热情，
一些爱国人士和藏书单位纷纷将自己收藏的《永乐大典》交由北京图书
馆集中收藏。商务印书馆在张元济先生的倡议下，将商务印书馆所属东
方图书馆所藏 21 册《永乐大典》赠送北京图书馆。随之，赵元方先生也
将家藏的 1 册捐赠出来。

1954 年，苏联国立列宁图书馆又送还中国 52 册《永乐大典》。1955
年，德意志民主共和国送还中国 3 册，苏联科学院也通过中国科学院图
书馆送还 1 册。1958 年，北京大学将 4 册移送北京图书馆，广东文管会
也移送 3 册。向北京图书馆捐赠《永乐大典》的还有张季芗先生、金梁
先生、徐伯郊先生、陈李蔼如先生及赵万里先生。在上世纪五六十年代，
周恩来总理特批专款从香港著名藏书家陈清华手中购回了一批珍贵古籍，
其中有 4 册《永乐大典》。到 1959 年为止，共收集到《永乐大典》嘉靖
副本 215 册，加上其他的副本影印本，共得 730 卷。

1986 年，中华书局影印出版了当时所能搜集到的《永乐大典》共计
797 卷。2003 年，上海辞书出版社影印出版《海外新发现〈永乐大典〉
十七卷》。故今日国内大众所能见到的《永乐大典》为 813 卷（其中一卷
为修补前本），而搜寻《永乐大典》的工作仍在继续。

（二）待探索之谜

1. 正本去向之谜

副本完成后，《永乐大典》正本已不知下落，它们去了哪里？经学者们不断研究，主要有以下几种不同的看法：

一是随明世宗殉葬于永陵。世宗对《永乐大典》"殊宝爱之"，所以正本极有可能殉葬于永陵。但世宗于嘉靖四十五年（1566）十二月逝世，次年隆庆元年（1567）三月办完丧事，而《永乐大典》录副工作到四月份才告结束，没有正本，录副本的工作就无法进行，所以殉葬于永陵之说还是存在疑问。

二是藏于皇史宬夹墙。著名历史学家、山东大学教授王仲荦先生等认为，《永乐大典》藏于嘉靖十三年（1534）开始修建的皇史宬，因大殿墙壁奇特，东西墙厚 3.5 米，南北墙厚 6.1 米，为建筑中所罕见。《永乐大典》正本有可能藏于皇史宬夹墙内。

三是郭沫若等学者认为《永乐大典》毁于明亡之际，更具体一点，是被李自成率领的农民起义军焚毁了。起义军在占领北京 42 天后被迫撤离，撤走时曾放火焚烧宫楼。

四是毁于清朝乾清宫大火。据《鲒埼亭集外编》记载，雍正年间，副本由皇史宬移藏翰林院，全祖望在翰林院查看时发现有缺，"乃知其正本尚在乾清宫中，顾莫能得见者"。清末缪荃孙进一步阐述："嘉庆二年（1797），乾清宫一场大火，正本被烧毁了。"

《永乐大典》正本下落究竟如何，仍是一个难解之谜。

2.《永乐大典》的最后散佚

自清初至清末，《永乐大典》副本陆续散佚，最后于光绪二十六年（1900）散佚于八国联军入侵北京之役，这个通行的说法流传至今，几乎家喻户晓。但近年来，有学者对这一历史情况提出了质疑，如杜泽逊根据研究，提出《四库全书》底本、《永乐大典》副本的确毁于 1900 年"庚子事变",地点也的确在翰林院,但翰林院被焚却与八国联军没有直接关系。那到底是谁烧毁了最后的《永乐大典》呢?杜泽逊在《万卷典籍毁于一场劫火,一本日记叩问世纪谜团》一文中做了详细的分析,可参考阅读。

(张雪丹)

第二节 《永乐大典》医学文献

一、现存《永乐大典》医学资料

虽然现存《永乐大典》只是原书中幸存于世的一小部分内容,但其中珍贵的古代文献资料仍令人惊叹。由于此书专供皇帝御览,故其中所录之书均据明初文渊阁所藏宋、金、元珍本,或访求民间珍稀善本缮写而成,对原著绝少改动,保存了古书的原貌,故而为后人阅读、研究提供了较为真实的古代文献资料。

1986年,萧源等人将当时所能收集到的795卷《永乐大典》之中有关医药的文献资料辑集成一书,名《永乐大典医药集》,但参考资料较中华书局影印本《永乐大典》的797卷少了2卷,这2卷中的医药资料亦未能被收入《永乐大典医药集》。(图4-2)

2003年,上海辞书出版社为了纪念《永乐大典》编纂600周年,将海外新发现《永乐大典》17卷影印出版。在新

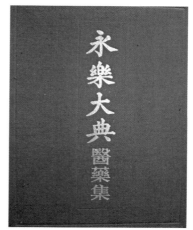

图4-2 《永乐大典医药集》封面

发现的17卷中,亦有不少医学资料,将这些资料综合统计,现存《永乐大典》中约有800余卷记载了医药文献资料。

（一）中医经典资料

现存《永乐大典》中载有很多与医学理论内容相关的资料。如卷8526“精”字条下载有《管子》：“精也者，气之精者也。”《敬斋古今注》曰：“《素问》说精食气，则谓精从气中来；道家言精生气，则谓气从精中来。究竟论之，精气自是一物，正因变化不常，遂复判而为二。”《老君内亲经》：“五脏藏五神，魂在肝，魄在肺，精在肾，志在脾，神在心”等。这些论述阐述了精、气、神的关系。书中还摘录了《灵枢·邪气脏腑病形》的相关内容（图4-3）。

图4-3 《永乐大典》载《灵枢·邪气脏腑病形》篇

卷3614和卷3615“寒”字条下，载有“诸寒证治九”“诸寒证治十”，记录原文100多条，汤方25首，主要是张仲景《伤寒论》“辨太阳病脉证并治”的内容（图4-4）。条文下附有成无己《伤寒明理论》、索矩《伤寒新书》、朱肱《活人书》、许叔微《普济本事方》、李知先《伤寒活人书括》、刘守真《伤寒直格》等医家之言。其中索矩《伤寒新书》、李知先《伤寒活人书括》为古佚书，故具有辑佚价值。

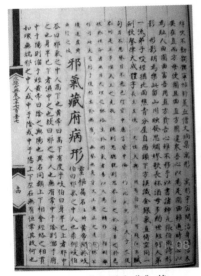

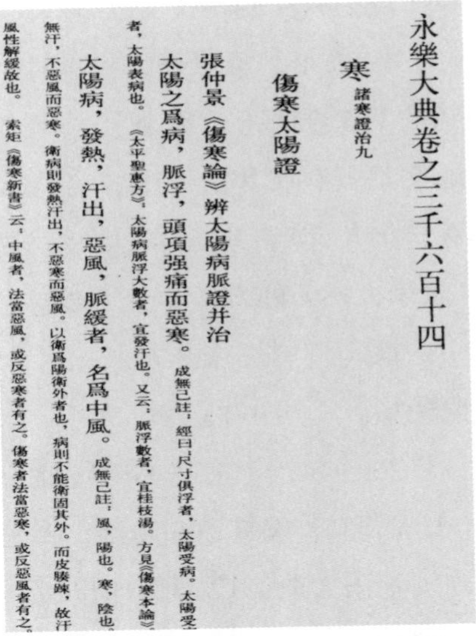

永樂大典卷之三千六百十四

寒 諸寒證治九

傷寒太陽證

張仲景《傷寒論》辨太陽病脈證并治

太陽之爲病，脈浮，頭項强痛而惡寒。成無己註：經曰，尺寸俱浮者，太陽受病。太陽受……者，太陽表病也。《太平聖惠方》：太陽病脈浮大數者，宜發汗也。又云：脈浮數者，宜桂枝湯。方見《傷寒本論》。

太陽病，發熱，汗出，惡風，脈緩者，名爲中風。成無己註：風，陽也。寒，陰也。……無汗，不惡風而惡寒。衛病則發熱汗出，不惡寒而惡風。以衛爲陽衛外者也，病則不能衛固其外。而皮膚踈，故汗……風性解緩故也。索矩《傷寒新書》云：中風者，法當惡風，或反惡寒者有之。傷寒者法當惡寒，或反惡風者有之。

图4-4 《永乐大典》“寒”字条载“伤寒太阳证”

另在现存《永乐大典》中发现了宋代韩祗和《伤寒微旨论》的两篇
佚文。《伤寒微旨论》是第一本阐发仲景学术思想的专著，发仲景未尽
之意，开宋代研究《伤寒论》之风气。新发现的两篇佚文包括《戒桂枝
汤篇》及《辨桂枝葛根麻黄汤篇》。其中《戒桂枝汤篇》提出因时、因
人、因地慎用桂枝汤的观点；《辨桂枝葛根麻黄汤篇》对桂枝汤、葛根汤、
麻黄汤作了评述，认为"此数方中，形证颇不相顺，及药物似不对病"，
"将有汗恶风与无汗恶风，同法治之"，并对有关条文进行了改动。这两
篇佚文的发现为《伤寒微旨论》的辑佚工作提供了重要的信息。

（二）本草文献资料

现存《永乐大典》中散载了数
量可观的本草资料，如"乌"字条下
载有何首乌，"精"字条下载有天明
精、黄精、太阳玄精，"藻"字条下
载有海藻，"蓉"字条下载有肉苁蓉、
地芙蓉等，有的还有清晰的插图（图
4-5）。如卷541"肉苁蓉"条下引用
《神农本草经》《博闻录》《本草图经》
《药性论》《政和本草》《事类全书》
等数十本古医籍和文史古籍的内容，
从性味、功用、鉴别、加工等各方面
对肉苁蓉加以详细阐述，收录非常广
博，并绘有一幅清晰的肉苁蓉图。

卷11598和卷11599中"草"字

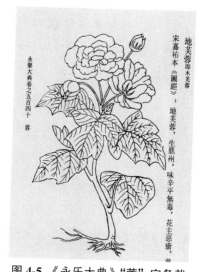

图 4-5 《永乐大典》"蓉"字条载
"地芙蓉"及药图

条下，记载了明以前的本草沿革、书目、分类、用法等，同时也载录了
一些与本草有关的文人笔记、诗话、传说等。如《梁溪凌志》中载有一
篇"本草误"，举例说明了本草的错误注释给人们带来的危害。

2003 年，上海辞书出版社原色（朱墨两色套印）影印出版了新发现的《永乐大典》17 卷，名《海外新发现〈永乐大典〉十七卷》。此部分的医药资料主要集中在卷 10112"枳壳""枳实""枳椇"三药条下，引录了《神农本草经》《名医别录》《本草图经》、寇宗奭《本草衍义》等古籍条文。其中亦有《永乐大典》编修者添入的资料，如"枳实"条在《政和本草》所引文献中新补《千金翼方》"种枳法"，引文后有小字注"此条新入"。（图 4-6）

此外，亦有其他散载的本草相关文献，如卷 10111 "纸"字"破故纸"条下，援《昭潭志》《元一统志》记述药物的产地，卷 19866 "竹"字下载元代李衎《竹谱》引《番禺志》述"天竹黄"的生成、来源等。

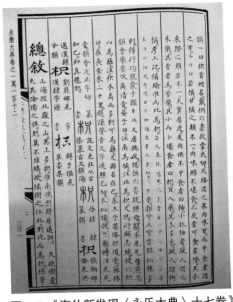

图 4-6 《海外新发现〈永乐大典〉十七卷》
朱墨套印本"枳"字条

（三）养生文献资料

现存《永乐大典》"精""神"字条下载有《抱朴子》《庄子》《春秋繁露》《黄帝内经》等著作的养生条文，如"养生之士，先实其精，精满则气壮，气壮则神旺，神旺则身健而少病"，"得神者昌，失神者亡"，阐述了精、神在养生中的重要作用。书中亦引录了养神的具体方法，如《抱朴子内篇》的"导引行气""食饮有度，与居有节，将服药物，思神守一"，《采真集》的"忘气养神""俭视养神"，《关尹子》的"摩火养神""吸风养神"等。"老"字条下所载内容引自《寿亲养老新书》，对老人的保养固护、饮食调治、药物服用等做了详细的阐述。（图4-7）

值得强调的是，《永乐大典》引录了《素问·四气调神论》的整篇内容及其注解，用来说明"天人合一，顺应自然"的养生观。

（四）内科文献资料

现存《永乐大典》中所载内科病证完整者为"痹"的证治，涵盖了卷13877～卷13880的内容。其体例参照《外台秘要》《圣济总录》等大型方书，按理、法、方、药的排列顺序，以论统方，节录了重要医籍中的精华内容，层次清晰，具有较强的参考性和实用性。（图4-8）

从《永乐大典》对痹证相关文献的辑录内容和排列顺序看，《黄帝内经》中对病证的理论阐述仍是最重要的基础。书中着重强调了痹证发病原因即"风寒湿三气杂至，合而为痹也"。在分类中，将脏腑痹置于首要位置，体现了对重证的重视，也反映

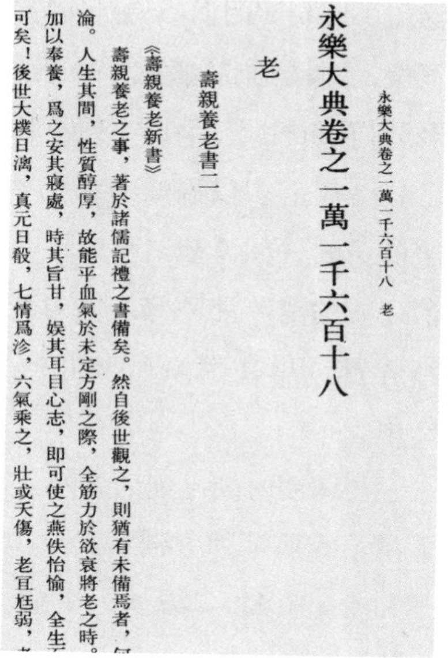

图4-7 《永乐大典》"老"字条载
《寿亲养老新书》

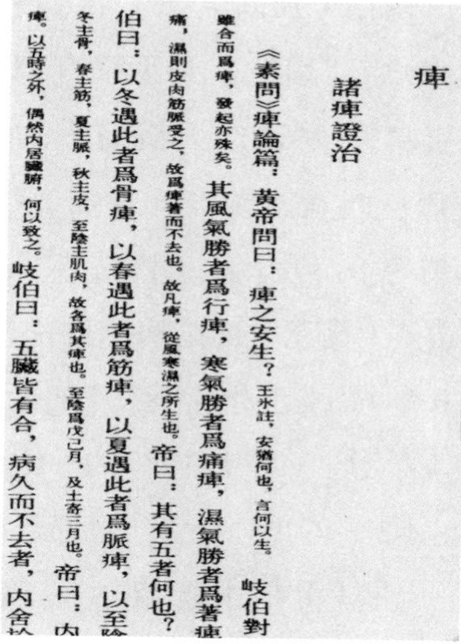

图4-8 《永乐大典》"痹"字条
"诸痹证治"

了传统中医对"痹证"的认识决不仅仅限于关节肌肉的痹阻疼痛，而是涵盖了一切"闭而不通"所导致的疾病，包括七情太过、"气结于上"的气痹，"骨弱肌肤盛重"而感受外风、荣卫不通的血痹，外邪客于肠间、"邪留而和气闭"而以小便不利、大便不通为主症的肠痹等。

治疗上多以温燥通络药物为主，且在所录方剂中，载有不少可常服的药酒，如可治诸痹的鲁公酒、治脾痹的黄芪酒、治肾痹的牛膝酒、治痛痹的茵芋浸酒等。同时载录了药粥及其作用，如薏苡仁粥去湿邪、补脾肾，川乌粥治风寒湿痹、麻木不仁等，可起到长期扶正祛邪的作用。

与宋明时期出现的大型方书一样，《永乐大典》从各类医籍中收录了大量治疗痹证的方剂，共计300余首，并录入数则医案，如淳于意、张子和治痹验案，乌头丸、五痹汤治痹验案等，皆有一定的临床参考价值。

（五）妇儿科文献资料

现存《永乐大典》卷14947～14949中"妇"字条下载有妇科病证资料，包括妇人耳聋痈肿、眼赤、喉痛、吐血、臂痛、腰痛、疣癣、疝瘕等16种病证，引载了《巢氏病源论》（巢元方《诸病源候论》）及《千金方》《卫生宝鉴》《加减药证集》《大方》等数十本古医书内容。（图4-9）

妇科文献中保留了很多已亡佚古医书的条文。如引已佚宋代医书《方便集》条文7处，其中医案

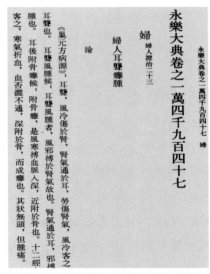

图4-9 《永乐大典》"妇"字条载"妇人耳聋痈肿"

3则、方6首，且医案与方剂相对应。此外，书中尚有潘思敬《加减药证集》、韩义和《烟霞圣效方》、阮霖《经验良方》、袁当时《大方》、刘智《经验普济加减方》等十几种已佚古医书之佚文。

书中引录明初以前儿科文献130余种，记载了小儿急慢惊风、小儿慢脾风、小儿慢肝风、小儿衄血、小儿诸丹等30多种儿科病证，载录儿科方剂1600余首，以及丰富的儿科治法。如对急慢惊风、慢脾风和慢肝风从症状、体征、病位等方面做了详细论述；记载了小儿丹病39种，包括土虺丹、眼丹、五色丹、伊火丹、火丹、茱萸丹等；记载了于囟门处敷贴药物易透过皮肤入脑达到治疗的目的，可避免内服药物对婴儿内脏引起的刺激等。

（六）法医学文献资料

现存《永乐大典》中的法医文献多选自元代王与所撰的《无冤录》。如引用《墨客挥犀》论述验尸方法："太常博士李处厚，知庐州真县，尝有殴人死者，处厚往验伤，以糟醋灰汤之类薄之，都无伤迹，有一老父求见曰（邑之老书史也，知验伤不见其迹）：此易辨也。以新赤油伞日中覆之，以水沃其尸，其迹必见。处厚如其言，伤迹宛然。自此江淮之间，官司往往用此法。"现代法医学证明，红油纸伞起到红色滤光镜作用，人体若被打伤致死，则皮下瘀结的血块等内伤经阳光中的红光照射后，会呈现出来，伤痕自然一清二楚，该检验方法很快从江淮推广开来。在《梦溪笔谈》和《折狱龟鉴》中均有类似记载。

又《永乐大典》引用《为政楷范》《牧民忠告》《吕氏家范》《琐碎录》等典籍"检验尸首，系关人命，不可不慎"，"人命至重，不可避少臭秽，使人横死，无所申诉也"诸论，强调生命的可贵和检验的重要意义。其后，《永乐大典》论述"验尸"的具体内容中包括检覆总说、验法和勒死、自缢死等30余种死亡的检验方法，还详细论述每种尸体的形

态、伤口部位、特征及鉴别。（图 4-10）

屍

驗屍

《墨客揮犀》，太常博士李處厚，知廬州慎縣，常有歐人死者，處厚往驗傷，以糟載灰湯之類薄之，都無傷跡。有一老父求見曰（邑之老書吏也。知驗傷不見跡），此易辨也。以新赤油繖日中覆之，以水沃其屍，其跡必見。處厚如其言，傷跡宛然。自此江淮之間，官司往往用此法。

《爲政楷範》，檢驗屍首，係關人命，不可不慎。如《洗冤録》、《無冤》等書，常須檢閱。遇有屍首，正官隨帶吏典仵作行人等，前去所指去處，點集應合登場人數，并照用物件，眼同檢驗。定執致命根因，須要親臨相視明白，不得轉委人吏。若有鄰境覆檢，牒至，劃時前去檢驗，兩縣官吏，不得相見，符同屍帳。其屍變發。春五日，夏三日，秋七日，冬十日，不得違期，致令難檢。檢驗既定，格目對讀無差，繳連中府。

图 4-10 《永乐大典》“尸”字条载“验尸”

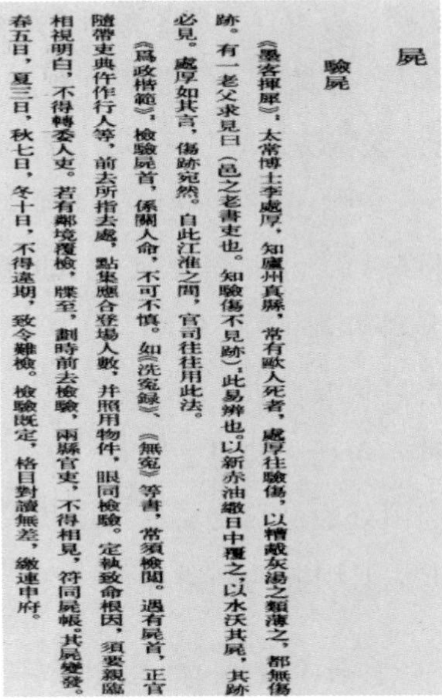

（七）医学文化资料

现存《永乐大典》中的医药文化资料约占全部医药文献的四分之一，内容涉及医家传记、饮食文化、涉医杂记、美容卫生、医药官职、涉医诗词等。

医家传记类有宋代医家陈景东、元代医家楼国祯等的医事；饮食文化类载录了包括蔬果、谷类、鱼肉、药酒、药粥等丰富的饮食之法及食疗之方，如卷 2810、2811“梅”字条下，记载了藏梅法、盐梅、乌梅、白梅、韵梅、对金梅、十香梅、紫苏梅、荔枝梅、蜜煎梅、蜜渍梅花、替核酿梅、糖松梅、糖脆梅、糖椒梅、解酒楚梅、造化梅、糟藏梅、腌姜梅、汤绽梅、椒梅等 21 种有关梅的性味功效及储存、腌制的方法；美容卫生类“花”“妆”“油”等字条记载了 20 余首美容方等。这些记载为今人了解明初以前的医学文化、风俗提供了难得的资料。（图 4-11）

图 4-11 《永乐大典》载吴莱《渊颖集》等

综上所述，《永乐大典》辑录的医药文献资料，内容涵盖中医各科，来源涉及各种文史古籍，不局限于医药书籍，比宋代的《太平圣惠方》《圣济总录》及稍后的《普济方》等大型方书更

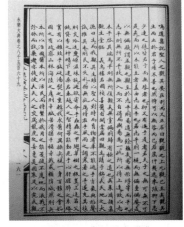

为广泛，值得我们深入挖掘和研究。

二、现存《永乐大典》医学资料研究概况

从 20 世纪 60 年代开始，就有学者对现存《永乐大典》的医学内容做了初步的整理，研究成果主要体现在以下数个方面：

（一）《永乐大典》医籍及作者考

杜勇对现存《永乐大典》中 9 部元代医学著作从著录、流传、作者生平等方面做了考证。如《烟霞圣效方》是一部失传已久的方书，卷数不详，《中国医籍考》《中国医籍通考》均认为该书作者佚名。但在《永乐大典》中有明确的记载，其作者名"韩义和"。又经考元代王恽《大元国故尚书省左右司员外郎韩公神道碣铭并序》，知韩义和即韩仁，是一名道士，撰有《烟霞圣效方》《医林方》等书。

（二）补充纠正部分工具书脱漏差误

范行准运用《永乐大典》资料补充和纠正钱大昕《补元史艺文志》（下简称《钱志》）中的部分遗漏和错误。如将《永乐大典》中有所载，而《钱志》中所不载的 28 种医书书目辑录，以补钱氏之遗漏。包括张壁《云岐子保命集》、段奇《野夫多效方》、索矩《伤寒新书》等。

陈代斌则在整理研究过程中发现了中医教材中的两处错误。如"蓝叶散"是治疗小儿赤游丹的名方，现代各版中医儿科教材及中医儿科专著均称其最早出于王肯堂的《证治准绳》。但查《永乐大典》"小儿诸丹"条下，《古今录验方》中的内容就有蓝叶散的组成及证治，只是当时未定方名。甄立言的《古今录验方》见于唐初，远早于明代《证治准绳》，可见中医儿科教材对此方来源叙述不准确。

（三）现存《永乐大典》妇儿科文献研究

据陈代斌统计，现存《永乐大典》收录儿科文献史料约 140 种，其中

有 102 种目前未流传于世；收录儿科内外常用药方 1570 余首，专治惊风、惊悸药方 750 多首，治丹肿药方 300 余首，并对其中内容做了简单的介绍。

张如青等人对《永乐大典》中的儿科内容补充了新的研究内容：所载儿科病证 30 多种，引用古医籍 130 余种（其中现存 45 种，其余均亡佚）；所载儿科方剂 1600 余首，包括惊风惊悸方 750 余首，丹病方 330 余首，小儿出血方约 120 首，大小便异常方约 150 首（不包括便血方），小儿杂证方约 250 首，其中单方 324 首。并将《永乐大典》儿科部分收录的《小儿药证直诀》内容辑出，与人民卫生出版社版钱乙《小儿药证直诀》做对校，体现其校勘学价值。

据张雪丹整理研究，《永乐大典》中的妇科文献记载了 16 类病证。书中保存了一些古代医书中的治疗方法，如可用栓剂"皂荚散"导"黄瘕"外出等。剂型上更是贯穿着"因病制宜"的思想，如小细辛半丸半散法，以及采用长效短效相搭配的给药方法等，值得今日中医妇科临床借鉴。

（四）《海外新发现〈永乐大典〉十七卷》中医药文献的整理与研究

经上海辞书出版社的不懈努力，终获得新发现的《永乐大典》17 卷的复件，又经过精心的技术处理，于 2003 年原色（朱墨两色套印）影印出版，名曰《海外新发现〈永乐大典〉十七卷》。

此部分的医药资料主要集中在卷 10112 "枳壳""枳实""枳椇"三药条下，均为宋、金、元本草文献。张如青对这些著作与作者进行了考证，如考证《本草类要》的成书年代及作者，确定此书作者应为南宋詹端方，纠正了《中医人物词典》《中国历代医家传录》中的差误。

（张雪丹）

参考文献

[1] 萧源，张守知，张永安，等. 永乐大典医药集. 北京：人民卫生出版社，1986.

[2]（明）解缙等. 永乐大典. 影印本. 北京：中华书局，1986.

［3］王希哲.永乐大典医药趣闻.北京：人民卫生出版社，1994.

［4］海外新发现《永乐大典》十七卷.影印本.上海：上海辞书出版社，2003.

［5］范行准.述现存永乐大典中的医书.中华文史论丛（第二辑）.上海：上海古籍
出版社，1962.

［6］郭振球.《永乐大典》医学资料简介.哈尔滨中医，1965，（9）：4-9.

［7］李景荣.《永乐大典》现存妇科文献价值探讨.陕西中医，1987，（11）：506-507.

［8］何任.《永乐大典》医药内容述略.浙江中医学院学报，1989，13（1）：49-51.

［9］祁宝玉.对《永乐大典医药集》眼目部分之浅见.北京中医学院学报，1994，（1）：
13-14.

［10］陈代斌.《永乐大典》儿科学知识辑要.湖北中医学院学报，2002，4（1）：
12-13.

［11］杜勇.《永乐大典》引用元代医籍考.中华医史杂志，2003，33（1）：11-13.

［12］张如青.海外新发现《永乐大典》十七卷医药文献初探.中华医史杂志，2004，
34（4）：195-198.

［13］马泰来.“《永乐大典》现存卷目表”补正.文献，2006，（4）：104.

［14］徐克明.《永乐大典》残页首次昆明现世.郑和研究，2007，（2）：42.

［15］程磐基.《伤寒微旨论》佚文两篇探讨.中医药文化，2008，（3）：45-47.

［16］张苇航.现存《永乐大典》中的美容医方.中医药文化，2008，（4）：48-49.

［17］张雪丹，张如青.现存《永乐大典》儿科文献研究.中医文献杂志，2008，26
（2）：2-6.

［18］张雪丹，张如青.现存《永乐大典》妇科文献考证举隅.中华医史杂志，2010，
（4）：240-242.

［19］张雪丹，张如青.现存《永乐大典》所载妇科临证方药研究.中华中医药学刊，
2011，（1）：132-134.

第五章 《四库全书》与中医

第一节 《四库全书》概况

一、《四库全书》的编纂

(一)编纂动因及背景

乾隆三十七年（1772）十一月，安徽学政朱筠提出《永乐大典》的辑佚问题，得到乾隆皇帝的认可，接着乾隆便诏令将所辑佚书与"各省所采及武英殿所有官刻诸书"汇编在一起，名曰《四库全书》。这样，由《永乐大典》的辑佚便引出了编纂《四库全书》的浩大工程。

乾隆三十八年（1773）二月，《四库全书》正式开始编修，以纪晓岚、陆锡熊、孙士毅为总纂官，陆费墀为总校官，下设纂修官、分校官及监造官等400余人。名人学士如戴震（汉学大师）、邵晋涵（史学大师）及姚鼐、朱筠等亦参与进来，同时征募了抄写人员近4000人。鸿才硕学荟萃一堂，艺林翰海盛况空前。历时十载，至1782年，编纂初成，1793年则全部完成。

《四库全书》的编纂成功是有一定的原因的。首先是安定的社会环境：修书期间，正值清王朝如日中天之时，天下无事，没有战争的干扰。四库馆臣坐在书案之前，一坐就是 10 年，没有后顾之忧。其次是最高统治者的重视：《四库全书》从酝酿到修成，乾隆始终参与其事，并由他精心策划。从征书、选择底本，到抄书、校书，乾隆都一一过问，亲自安排。再者是雄厚的资金来源：《四库全书》卷帙浩繁，所需经费难以计数，清廷一概包揽下来。其四是严密的组织系统：《四库全书》馆的最高职务是总裁和副总裁，多由郡王、大学士及六部尚书、侍郎兼任，负责总理馆内一切事务，下设纂修处、缮书处和监造处。纂修处负责校理勘定全部书籍，并兼任缮书处缮写书籍的分校工作；缮书处负责全书的缮写及校勘事宜；监造处负责武英殿书籍刊刻、印刷、装订、整理事宜。《四库全书》馆臣总计 360 人（因故革职、身死除名、调用他任者，不在此数）。其五是破格录用人才：《四库全书》馆集中了大量优秀人才，其中不少人是破格录用的，如邵晋涵、余集、周永年、戴震、杨昌霖等人，入馆前不仅不是翰林，而且戴震、杨昌霖等连进士都不是，仅是举人。人才云集，为编纂《四库全书》创造了极为有利的条件。

（二）编纂过程

1. 征集图书

征书工作从乾隆三十七年（1772）开始，至乾隆四十三年（1778）结束，历时 7 年之久。《四库全书》的底本有六个来源：①内府本，即政府藏书，包括武英殿等内廷各处藏书；②赞撰本，即清初至乾隆时奉旨编纂的书，包括帝王的著作；③各省采进本，即各省督抚征集来的图书；④《永乐大典》本，即从《永乐大典》中辑录出来的佚书；⑤私人进献本，即各省藏书家自动或奉旨进呈的书；⑥通行本，即社会上流行的书。

为了表彰进书者，清廷还制定了奖书、题咏、记名等奖励办法。奖书，即凡进书 500 种以上者，赐《古今图书集成》一部；进书 100 种以上者，赐《佩文韵府》一部。题咏，即凡进书 100 种以上者，择一精醇之本，由乾隆皇帝题咏简端，以示恩宠。记名，即在提要中注明采进者或藏书家姓名。

在地方政府的大力协助和藏书家的积极响应下，征书工作进展顺利，共征集图书 12237 种，其中江苏进书 4808 种，居各省之首；浙江进书 4600 种，排名第二。私人藏书家马裕、鲍士恭、范懋柱、汪启淑等也进书不少。

2. 抄刻分类

《四库全书》馆臣对征集来的图书提出应抄、应刻、应存的具体意见。

应抄之书是认为合格的著作，可以抄入《四库全书》。应刻之书是认为最好的著作，这些著作不仅抄入《四库全书》，而且还应另行刻印，以广流传。应存之书则是认为不合格的著作，不能抄入《四库全书》，而在《四库全书总目》中仅存其名，列入存目。对于应抄、应刻的著作，要比较同书异本的差异，选择较好的本子作为底本。

一种图书一旦定为《四库全书》底本，还要进行一系列加工，"飞签""眉批"就是加工的产物。飞签也叫"夹签"，是分校官改正错字、书写初审意见的纸条。这种纸条往往贴于卷内，送呈纂修官复审。纂修官认可者，可用朱笔径改原文，否则不做改动。然后送呈总纂官三审，总纂官经过分析之后，可以不同意纂修官的复审意见，而采用分校官的初审意见。三审之后，送呈御览。

3. 抄写底本

抄写人员初由保举而来，后来发现这种方法有行贿、受贿等弊病，又改为考查的办法，具体做法是：在需要增加抄写人员时，先出告示，应征者报名后，令当场写字数行，品其字迹端正与否，择优录取。考查法虽比保举法优越，但也有不便之处，因此最后又改为从乡试落第生徒中挑选，择其试卷字迹匀净者予以录用。这样，先后选拔了 3826 人担任抄写工作，从而保证了抄写《四库全书》的需要。

为了保证进度，还规定了抄写定额：每人每天抄写 1000 字，每年抄写 33 万字，5 年须抄 180 万字。五年期满，抄写 200 万字者，列为一等；抄写 165 万字者，列为二等。按照等级，分别授予州同、州判、县丞、主簿等四项官职。而发现字体不工整者，记过一次，罚多写 1 万字。由于措施得力，赏罚分明，《四库全书》的抄写工作进展顺利，每天都有 600 人从事抄写工作，至少可抄 60 余万字。

4. 校订抄本

校订是最后一道关键性工序。为了保证校订工作的顺利进行，《四库全书》馆制定了《功过处分条例》，其中规定：所错之字如系原本讹误者，免其记过；如原本无讹，确系誊录致误者，每错一字记过一次；如能查出原本错误，签请改正者，每一处记功一次。各册之后，一律开列校订人员衔名，以明其责。一书经分校、复校两关之后，再经总裁抽阅，最后装潢进呈。分校、复校、总裁等各司其职，对于保证《四库全书》的质量起到了重要作用。

二、内容及分类

中国古典文化典籍的分类始于西汉刘向的《别录》。到了西晋，荀勖创立了四部分类法，即经、史、子、集四大部门。隋唐以后的皇家图书馆及秘书省、翰林院等重要典藏图书之所，都是按照经、史、子、集分四库贮藏图书的，名为"四库书"。《四库全书》亦是依照这种分类方法，根据内容分为经、史、子、集四部，每部下有类，类下有属，全书共 4 部 44 类 66 属。

（一）经部

经部收录儒家"十三经"及相关著作，包括易类、书类、诗类、礼类、春秋类、孝经类、五经总义类、四书类、乐类、小学类等 10 个大类，其中礼类又分周礼、仪礼、礼记、三礼总义、通礼、杂礼书 6 属，小学类又分训诂、字书、韵书 3 属。

附：经部总叙

经禀圣裁，垂型万世，删定之旨，如日中天，无所容其赞述。所论次者，诂经之说而已。自汉京以后垂二千年，儒者沿波，学凡六变。

其初专门授受，递禀师承，非惟诂训相传，莫敢同异，即篇章字句，亦恪守所闻，其学笃实谨严，及其弊也拘。王弼、王肃稍持异议，流风所扇，或信或疑，越孔、贾、啖、陆，以及北宋孙复、刘敞等，各自论说，不相统摄，及其弊也杂。洛闽继起，道学大昌，摆落汉唐，独研义理，凡经师旧说，俱排斥以为不足信，其学务别是非，及其弊也悍（如王柏、吴澄攻驳经文，动辄删改之类）。学脉旁分，攀缘日众，驱除异己，务定一尊，自宋末以逮明初，其学见异不迁，及其弊也党（如《论语集注》误引包咸、夏瑚、商琏之说，张存中《四书通证》即阙此一条以讳其误。又如王柏删《国风》三十二篇，许谦疑之，吴师道反以为非之类）。主持太过，势有所偏，才辨聪明，激而横决，自明正德、嘉靖以后，其学各抒心得，及其弊也肆（如王守仁之末派皆以狂禅解经之类）。空谈臆断，考证必疏，于是博雅之儒引古义以抵其隙，国初诸家，其学征实不诬，及其弊也琐（如一字音训动辨数百言之类）。

要其归宿，则不过汉学、宋学两家互为胜负。夫汉学具有根柢，讲学者以浅陋轻之，不足服汉儒也。宋学具有精微，读书者以空疏薄之，亦不足服宋儒也。消融门户之见而各取所长，则私心祛而公理出，公理出而经义明矣。盖经者非他，即天下之公理而已。

今参稽众说，务取持平，各明去取之故，分为十类：曰易、曰书、曰诗、曰礼、曰春秋、曰孝经、曰五经总义、曰四书、曰乐、曰小学。

（二）史部

史部收录史书，包括正史类、编年类、纪事本末类、杂史类、别史类、诏令奏议类、传记类、史钞类、载记类、时令类、地理类、职官类、政书类、目录类、史评类等 15 个大类，其中诏令奏议类又分诏令、奏议 2 属，传记类又分圣贤、名人、总录、杂录、别录 5 属，地理类又分宫殿疏、总志、都会郡县、河渠、边防、山川、古迹、杂记、游记、外记 10 属，职官类又分官制、官箴 2 属，政书类又分通制、典礼、邦计、军政、法令、考工 6 属，目录类又分经籍、金石 2 属。

附：史部总叙

史之为道，撰述欲其简，考证则欲其详。莫简于《春秋》，莫详于《左传》。《鲁史》所录，具载一事之始末，圣人观其始末，得其是非，而后能定以一字之褒贬，此作史之资考证也。丘明录以为传，后人观其始末，得其是非，而后能知一字之所以褒贬，此读史之资考证也。苟无事迹，虽圣人不能作《春秋》。苟不知其事迹，虽以圣人读《春秋》，不知所以褒贬。儒者好为大言，动曰舍传以求经。此其说必不通。其或通者，则必私求诸传，诈称舍传云尔。

司马光《通鉴》，世称绝作，不知其先为《长编》，后为《考异》。高似孙《纬略》，载其《与宋敏求书》，称到洛八年，始了晋、宋、齐、梁、陈、隋六代。唐文字尤多，依年月编次为草卷，以四丈为一卷，计不减六七百卷。又称光作《通鉴》，一事用三四出处纂成，用杂史诸书凡二百二十二家。李焘《巽岩集》亦称张新甫见洛阳有《资治通鉴》草稿盈两屋（按：焘集今已佚，此据马端临《文献通考》述其父廷鸾之言）。今观其书，如淖方成祸水之语则采及《飞燕外传》，张象冰山之语则采及《开元天宝遗事》，并小说亦不遗之。然则古来著录，于正史之外兼收博采，列目分编，其必有故矣。

今总括群书，分十五类。首曰正史，大纲也。次曰编年，曰别史，曰杂史，曰诏令奏议，曰传记，曰史钞，曰载记，皆参考纪传者也。曰时令，曰地理，曰职官，曰政书，曰目录，皆参考诸志者也。曰史评，参考论赞者也。旧有谱牒一门，然自唐以后，谱学殆绝，玉牒既不颁于外，家乘亦不上于官，徒存虚目，故从删焉。

考私家记载，惟宋、明二代为多。盖宋、明人皆好议论，议论异则门户分，门户分则朋党立，朋党立则恩怨结。恩怨既结，得志则排挤于朝廷，不得志则以笔墨相报复。其中是非颠倒，颇亦荧听。然虽有疑狱，合众证而质之，必得其情。虽有虚词，参众说而核之，亦必得其情。张师棣《南迁录》之妄，邻国之事无质也。赵与峕《宾退录》证以金国官制而知之。《碧云騢》一书诬谤文彦博、范仲淹诸人，晁公武以为真出梅尧臣，王铚以为出自魏泰，邵博又证其真出尧臣，可谓聚讼。李焘卒参互而辨定之，至今遂无异说。此亦考证欲详之一验。然则史部诸书，自鄙倍冗杂，灼然无可采录外，其有裨于正史者，固均宜择而存之矣。

（三）子部

子部收录诸子百家著作和类书，包括儒家类、兵家类、法家类、农家类、医家类、天文算法类、术数类、艺术类、谱录类、杂家类、类书类、小说家类、释家类、道家类等 14 大类，其中天文算法类又分推步、算书 2 属，术数类又分数学、占候、相宅相墓、占卜、命书相书、阴阳五行、杂技术 7 属，艺术类又分书画、琴谱、篆刻、杂技4 属，谱录类又分器物、食谱、草木鸟兽虫鱼 3 属，杂家类又分杂学、杂考、杂说、杂品、杂纂、杂编 6 属，小说家类又分杂事、异闻、琐语 3 属。

附：子部总叙

自《六经》以外立说者，皆子书也。其初亦相淆，自《七略》区而列之，名品乃定；其初亦相轧，自董仲舒别而白之，醇驳乃分。其中或佚不传，或传而后莫为继，或古无其目而今增，古各为类而今合，大都篇帙繁富。可以自为部分者，儒家之外，有兵家，有法家，有农家，有医家，有天文算法，有术数，有艺术，有谱录，有杂家，有类书，有小说家，其别教则有释家，有道家。叙而次之，凡十四类。

儒家尚矣。有文事者有武备，故次之以兵家。兵，刑类也。唐虞无皋陶，则寇贼奸宄无所禁，必不能风动时雍，故次以法家。民，国之本也；谷，民之天也。故次以农家。本草经方，技术之事也，而生死系焉，神农黄帝，以圣人为天子，尚亲治之。故次以医家。重民事者先授时，授时本测候，测候本积数，故次以天文算法。以上六家，皆治世者所有事也。

百家方技，或有益，或无益，而其说久行，理难竟废，故次以术数。游艺亦学问之余事，一技入神，器或寓道，故次以艺术。以上二家，皆小道之可观者也。

《诗》取"多识"，《易》称"制器"，博闻有取，利用攸资，故次以谱录。群言歧出，不名一类，总为荟粹，皆可采摭菁英，故次以杂家。隶事分类，亦杂言也，旧附于子部，今从其例，故次以类书。稗官所述，其事末矣，用广见闻，愈于博弈，故次以小说家。以上四家，皆旁资参考者也。

二氏外学也，故次以释家、道家终焉。

夫学者研理于经，可以正天下之是非；征事于史，可以明古今之成败。余皆杂家也。然儒家本"六艺"之支流，虽其间依草附木，不能免门户之私，而数大儒明道立言，炳然具在，要可与经史旁参。其余虽真伪相杂，醇疵互见，然凡能自名一家者，必有一节之足以自立，即其不合于圣人者，存之亦可为鉴戒。虽有丝麻，无弃菅蒯，狂夫之言，圣人择焉，在博收而慎取之尔。

（四）集部

集部收录诗文词总集和专集等，包括楚辞、别集、总集、诗文评、词曲等 5 个大类，其中词曲类又分词集、词选、词话、词谱词韵、南北曲 5 属。除了章回小说、戏剧著作之外，以上门类基本上包括了社会上流布的各种图书。就著者而言，收录了包括妇女、僧人、道家、宦官、军人、帝王、外国人等在内的各类人物的著作。

附：集部总叙

集部之目，楚辞最古，别集次之，总集次之，诗文评又晚出，词曲则其闰余也。

古人不以文章名，故秦以前书无称屈原、宋玉工赋者。洎乎汉代，始有词人。迹其著作，率由追录。故武帝命所忠求相如遗书，魏文帝亦诏天下上孔融文章。至于六朝，始自编次。唐末又刊板印行。（事见贯休《碧月集序》）夫自编则多所爱惜，刊板则易于流传。

四部之书，别集最杂，兹其故欤！然典册高文，清词丽句，亦未尝不高标独秀，挺出邓林。此在翦刈卮言，别裁伪体，不必以猥滥病也。

总集之作，多由论定。而《兰亭》《金谷》悉觞咏于一时，下及汉上题襟、松陵倡和。《丹阳集》惟录乡人，《箧中集》则附登乃弟。虽去取金孚众议，而履霜有渐，已为诗社标榜之先驱。其声气攀援，甚于别集。要之，浮华易歇，公论终明，岿然而独存者，《文选》《玉台新咏》以下数十家耳。

诗文评之作，著于齐梁。观同一八病四声也。钟嵘以求誉不遂，巧致讥排；刘勰以知遇独深，继为推阐。词场恩怨，亘古如斯。冷斋曲附乎豫章，石林隐排乎元祐。党人余衅，报及文章，又其已事矣。固宜别白存之，各核其实。

至于倚声末技，分派诗歌，其间周、柳、苏、辛，亦递争轨辙。然其得其失，不足重轻。姑附存以备一格而已。

大抵门户构争之见，莫甚于讲学，而论文次之。讲学者聚党分朋，往往祸延宗社。操觚之士笔舌相攻，则未有乱及国事者。盖讲学者必辨是非，辨是非必及时政，其事与权势相连，故其患大。文人词翰，所争者名誉而已，与朝廷无预，故其患小也。然如艾南英以排斥王、李之故，至以严嵩为察相，而以杀杨继盛为稍过当。岂其扪心清夜，果自谓然？亦朋党既分，势不两立，故决裂名教而不辞耳。至钱谦益《列朝诗集》，更颠倒贤奸，蓁莨泯绝。其贻害人心风俗者，又岂鲜哉！今扫除畛域，一准至公。明以来诸派之中，各取其所长，而不回护其所短。盖有世道之防焉，不仅为文体计也。

三、保存与流传

（一）分色装潢，分阁贮藏

乾隆三十八年（1773）三月，《四库全书》馆设立不久，总裁们考虑到这部巨著囊括古今，数量必将繁多，便提出分色装潢经、史、子、集书衣的建议。书成后它们各依春、夏、秋、冬四季，分四色装潢，即经部绿色、史部红色、子部月白色、集部灰黑色，以便检阅。

乾隆皇帝为了存放《四库全书》，效仿明代著名藏书楼"天一阁"的建筑风格建造了南北七阁。乾隆四十六年（1781）十二月，第一部《四库全书》终于抄写完毕并装潢进呈。接着又用了将近三年的时间，抄完第二、三、四部，分贮文渊阁、文溯阁、文源阁、文津阁珍藏。从乾隆四十七年（1782）七月到乾隆五十二年（1787）又抄了三部，分贮江南文宗阁、文汇阁和文澜阁珍藏。

每部《四库全书》装订为36300册，6752函。七阁之书都钤有玺印，如文渊阁藏本册首钤"文渊阁宝"朱文方印，卷尾钤"乾隆御览之宝"朱文方印。

（二）三部幸存，残本补抄

《四库全书》完成至今的两百余年间，饱经沧桑，多部抄本在战火中被毁。现仅文渊阁、文溯阁、文津阁三部幸存，文澜阁一部残缺。其中文源阁本在1860年英法联军攻占北京，火烧圆明园时被焚毁。文宗阁、文汇阁本在太平天国运动期间被毁。文澜阁在1861年太平军第二次攻占杭州时倒塌，所藏《四库全书》散落民间，后由藏书家丁氏兄弟收拾、整理、补抄，才抢救回原书的四分之一。文澜阁本在民国时期又有二次补抄。1914年，在杭州图书馆第一任馆长钱恂的支持下，由徐锡麟二弟徐仲荪及其学生堵福诜自费补抄，历时7年，史称"乙卯补抄"。1923年，时任浙江教育厅长的张宗祥得知徐仲荪、堵福诜的义举后，十分感动，但他知道"修补"量相当浩大，单靠几个人很难完成，必须由政府牵头。在他的重视下，补抄人员增加到百余人，费用全部由浙江籍人士募集，徐仲荪任总校，堵福诜任监理，历时两年完成，史称"癸亥补抄"。新中国成立初期，由于徐仲荪和堵福洗修补《四库全书》有功，他们俩的画像曾被悬挂在杭州文澜阁，以示纪念。

2008年后，《四库全书》大部分内容已经恢复。而南北阁计七部的《四库全书》仅幸存下来三部半，其中文渊阁本原藏北京故宫，后经上海、南京转运至台湾，现藏台北故宫博物院。文溯阁本现藏甘肃省图书馆。文津阁本于1915年移交至京师图书馆，随着京师图书馆的改名易址，曾四次搬迁，现藏于中国国家图书馆，这是唯一一套原架原函原书保存的版本。文澜阁本则藏于浙江省图书馆。

（张雪丹）

第二节 《四库全书总目·子部·医家类》

一、简介

《四库全书总目》亦名《四库提要》或《四库全书总目提要》，是《四库全书》收录书和存目书的总目录。《四库全书总目》前有"凡例"，经史子集四部之首冠以总叙，大类之前又有小序，每书之下都有著者介绍、内容提要、版本源流等考证文字。"叙作者之爵里，详典籍之源流，别白是非，旁通曲证，使瑕瑜不掩，淄渑以别"，且"剖析条流，斟酌今古，辨章学术，高挹群言"。由于这些考证文字出于纪昀、戴震、姚鼐、邵晋涵等著名学者之手，因而具有重要的学术价值。

《四库全书总目》将子部书分 14 类，"医家"排于第五。纪昀曾谓："余校录《四库全书》子部十四家……农家、医家，旧史多退之末简，余独以农居四，而其五为医家。农、医者，民命之所关，故升诸他艺术上也。""医家类"共收入著录医书 97 部，存目医书 100 部（包括兽医书 6 部），共计 197 部（丛书算一部），历代医学名著要籍基本选入。

《四库全书总目·子部·医家类》的小序写得尤为出色，其云："儒之门户分于宋，医之门户分于金元。观元好问《伤寒会要》序，知河间之学与易水之学争；观戴良作《朱震亨传》，知丹溪之学与宣和《局方》之学争也。然儒有定理，而医无定法，病情万变，难守一宗。故今所叙录，兼众说焉。明制定医院十三科，颇为繁碎。而诸家所著往往以一书兼数科，分隶为难，今通以时代为次。《汉志》医经、经方二家，后有房中、神仙二家，后人误读为一，故服饵导引，歧途颇杂，今悉删除。《周礼》有兽医，《隋志》载《治马经》等九家，杂列医书

119

间，今以其例，附录此门，而退之于末简，贵人贱物之义也。太素脉法不关治疗，今别收入术数家，兹不著录。"此序由劳树棠等医学造诣甚深的学者协助纪昀完成。全文不足 250 字，既高屋建瓴、大气磅礴，又丝丝入扣、纤毫分明，文约意深，内涵颇广。其中包括对比儒、医学术，揭示医学流派，确定编次体例，删除房中、神仙等旧录，保留兽医内容，迁太素脉法入术数家等。全文内涵丰富，叙述著录医书的目的、收录标准范围、编排次序等，是官修书目中对医书演变发展的重要总结。（图 5-1）

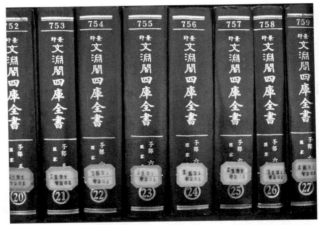

图 5-1 北京大学图书馆编印之文渊阁《四库全书·子部·医家类》

二、体例

提要，也称"解题"或"叙录"，是目录体制的重要部分，其内容极为丰富，或是对作者字号、爵里等的考辨，或是对典籍源流、版本、价值的评判，或是对书籍文字增删、学术渊源的考订等，是可以帮助读者了解书的内容、价值及作者生平事迹的介绍性文字，用来揭示图书宗旨，向读者指示门径。《四库全书总目·子部·医家类》的提要则有此功能。

"医家类"医书以时代为序编排，基本涵盖了各科中医文献，如医经、本草、方论、病理、诊断、临床各科、针灸、养生、医案、医史、丛书等，种类齐全，每部书都撰写详细的提要，介绍医书的作者、内容、学术思想、版本源流、评价说明等，系统总结了中国18世纪以前的医学学术概况，对于了解古代医学具有非常重要的价值。对其特点归纳介绍如下：

1. 按时代排序

《四库全书总目·子部·医家类》改变了自《汉书·艺文志》开始的分类传统。收录之书计唐以前12部，宋31部，金元20部，明23部，清11部。存目书以明清为主，计明44部，清32部，明以前18部。

提要中有经典医书的注家多种，其排列皆按原书产生时代为序，在同一书名之下，再按注家的时代次第排列。这样排列的原因在序中已言明："诸家所著往往以一书兼数科，分隶为难，今通以时代为次。"

2. 注明版本来源

无论是官藏本还是个人进献本，皆一一注明来源，在当时这是一种鼓励献书的办法，却在版本学上具有重要的参考价值。

3. 提要层次分明

"每书先列作者之爵里，以论世知人，次考本书之得失，权众说之异同，以及文字增删、篇轶分合，皆详为订辨，巨细不遗，而人品学术之醇疵，国纪朝章之法戒，亦未尝不各昭彰瘅、用著劝惩。"

4. 所录书目较少

清以前之医书，不啻数千种，而《四库全书总目·子部·医家类》只收近200种书，凡例言："今但就四库所储，择其稍古而近理者，各存数种，以见彼法之梗概，其所未备，不复搜求。盖圣朝编录遗文，以阐圣学王道者为主，不以百氏杂学为重也。"可见，乾隆修《四库全书》的目的还在于维护封建统治，并非为促进学术之发展。但在客观上，《四库全书总目》中已基本搜集著录于乾隆以前的主要医书，并对这些医书做了较详细的考订，这在中国医学史上还是第一次，所以其学术价值还是很高的。

三、《提要》选读

1.《黄帝素问》二十四卷（内府藏本）

唐王冰注。《汉书·艺文志》载：黄帝内经十八篇，无素问之名。后汉张机《伤寒论》引之，始称《素问》。晋皇甫谧《甲乙经·序》称《针经》九卷、《素问》九卷，皆为内经，与《汉志》十八篇之数合，则素问之名起于汉晋间矣。故《隋书·经籍志》始著录也。然隋志所载，只八卷，全元起所注已阙其第七。冰为宝应中人，乃自谓得旧藏之本，补足此卷。宋林亿等校正，谓"天元纪大论"以下，卷帙独多，与《素问》余篇绝不相通，疑即张机《伤寒论》序所称"阴阳大论"之文，冰取以补所亡之卷，理或然也。其"刺法论""本病论"则冰本亦阙，不能复补矣。冰本颇更其篇次，然每篇之下必注全元起本第几字，犹可考见其旧第。所注排抉隐奥，多所发明。其称大热而甚，寒之不寒是无水也；大寒而甚，热之不热是无火也。无火者不必去水，宜益火之源以消阴翳。无水者不必去火，宜壮水之主以制阳光。遂开明代薛己诸人探本命门之一法，其亦深于医理者矣。

冰名见《新唐书·宰相世系表》，称为京兆府参军。林亿等引《人物志》谓冰为太仆令，未知孰是。然医家皆称"王太仆"，习读亿书也。其名晁公武《读书志》作"王砅"。《杜甫集》有赠重表侄王砅诗，亦复相合。然唐、宋志皆作冰，而世传宋椠本亦作冰字，或公武因杜诗而误欤？

2.《金匮要略论注》二十四卷（通行本）

汉张机撰，国朝徐彬注。机字仲景，南阳人，尝举孝廉，建安中，官至长沙太守。是书亦名《金匮玉函经》，乃晋高平王叔和所编次。陈振孙《书录题解》曰：此书乃王洙于馆阁蠹简中得之，曰《金匮玉函要略》。

上卷论伤寒，中论杂病，下载其方，并疗妇人，乃录而传之。今书以逐方次于证候之下，以便检用。其所论伤寒，文多简略，故但取杂病以下，止服食禁忌，二十五篇二百六十二方，而仍其旧名云云。则此书叔和所编，本为三卷，泆钞存其后二卷，后又以方一卷，散附于二十五篇内，盖已非叔和之旧。然自宋以来，医家奉为典型，与《素问》《难经》并重，得其一知半解，皆可以起死回生，则亦岐黄之正传，和扁之嫡嗣矣。机所作《伤寒卒病论》，自金成无己之后，注家各自争名，互相窜改。如宋儒之谈错简，原书端绪，久已瞀乱难寻，独此编仅仅散附诸方，尚未失其初旨，尤可宝也。汉代遗书，文句简奥，而古来无注，医家猝不易读，彬注成于康熙辛亥，注释尚为显明，今录存之，以便讲肄。彬字忠可，嘉兴人，江西喻昌之弟子，故所学颇有师承焉。

附：《四库全书·子部·医家类》书目（文渊阁著录）

书名及卷数	来源	作者
《黄帝素问》二十四卷	内府藏本	（唐）王冰注
《灵枢经》十二卷	大理寺卿陆锡熊家藏本	
《难经本义》二卷	两淮盐政采进本	（周）秦越人撰，（元）滑寿注
《甲乙经》八卷	两淮盐政采进本	（晋）皇甫谧撰
《金匮要略论注》二十四卷	通行本	（汉）张机撰
《伤寒论注》十卷，附《伤寒明理论》三卷、《论方》一卷	内府藏本	（汉）张机撰，（晋）王叔和编，（金）成无己注。附书（金）成无己撰
《肘后备急方》八卷	浙江范懋柱家天一阁藏本	（晋）葛洪撰
《褚氏遗书》一卷	浙江范懋柱家天一阁藏本	（南齐）褚澄撰

书名及卷数	来源	作者
《巢氏诸病源候论》五十卷	浙江巡抚采进本	（隋）巢元方撰
《千金要方》九十三卷	两淮马裕家藏本	（唐）孙思邈撰
《银海精微》二卷	内府藏本	旧本题（唐）孙思邈撰
《外台秘要》四十卷	通行本	（唐）王焘
《颅囟经》二卷	永乐大典本	
《铜人针灸经》七卷	浙江范懋柱家天一阁藏本	（宋）王惟德撰
《明堂灸经》八卷	浙江范懋柱家天一阁藏本	西方子撰
《博济方》五卷	永乐大典本	（宋）王衮撰
《苏沈良方》八卷	永乐大典本	（宋）沈括、苏轼
《寿亲养老新书》四卷	浙江汪启淑家藏本	（宋）陈直撰，（元）邹铉续增
《脚气治法总要》二卷	永乐大典本	（宋）董汲撰
《旅舍备要方》一卷	永乐大典本	（宋）董汲撰
《素问入式运气论奥》三卷，附《黄帝内经素问遗篇》一卷	两江总督采进本	（宋）刘温舒撰
《伤寒微旨》二卷	永乐大典本	（宋）韩祗和撰
《伤寒总病论》六卷，附《音训》一卷、《修治药法》一卷	大学士于敏中家藏本	（宋）庞安时撰
《圣济总录纂要》二十六卷	浙江巡抚采进本	
《证类本草》三十卷	两淮江广达家藏本	（宋）唐慎微撰
《全生指迷方》四卷	永乐大典本	（宋）王贶撰

书名及卷数	来源	作者
《小儿卫生总微论方》二十卷	大学士英廉家藏本	
《类证普济本事方》十卷	浙江巡抚采进本	（宋）许叔微撰
《太平惠民和剂局方》十卷、《指南总论》三卷	两淮盐政采进本	（宋）陈师文等编
《卫生十全方》三卷、《奇疾方》一卷	永乐大典本	（宋）夏德撰
《传信适用方》二卷	两淮盐政采进本	（宋）吴彦夔撰
《卫济宝书》二卷	永乐大典本	
《医说》十卷	浙江巡抚采进本	（宋）张杲撰
《针灸资生经》七卷	两淮盐政采进本	
《妇人大全良方》二十四卷	大学士英廉家藏本	（宋）陈自明撰
《太医局程文》九卷	永乐大典本	
《三因极一病证方论》十八卷	大学士英廉家藏本	（宋）陈言撰
《产育宝庆方》二卷	永乐大典本	
《集验背疽方》一卷	永乐大典本	（宋）李迅撰
《济生方》八卷	永乐大典本	（宋）严用和撰
《产宝诸方》一卷	永乐大典本	
《仁斋直指》二十六卷，附《伤寒类书活人总括》七卷	浙江巡抚采进本	（宋）杨士瀛撰
《急救仙方》六卷	永乐大典本	
《素问元机原病式》一卷	通行本	（金）刘完素撰
《宣明论方》十五卷	通行本	（金）刘完素撰
《伤寒直格方》三卷、《伤寒标本心法类萃》二卷	通行本	（金）刘完素撰

书名及卷数	来源	作者
《病机气宜保命集》三卷	两淮盐政采进本	（金）张元素撰
《儒门事亲》十五卷	大学士英廉家藏本	（金）张从正撰
《内外伤辨惑论》三卷	江苏巡抚采进本	（金）李杲撰
《脾胃论》三卷	江苏巡抚采进本	（金）李杲撰
《兰室秘藏》三卷	江苏巡抚采进本	（金）李杲撰
《医垒元戎》十二卷	兵部侍郎纪昀家藏本	（元）王好古撰
《此事难知》二卷	江苏巡抚采进本	（元）王好古撰
《汤液本草》三卷	江苏巡抚采进本	（元）王好古撰
《瑞竹堂经验方》五卷	永乐大典本	（元）沙图穆苏撰
《世医得效方》二十卷	两淮盐政采进本	（元）危亦林撰
《格致余论》一卷	江苏巡抚采进本	（元）朱震亨撰
《局方发挥》一卷	江苏巡抚采进本	（元）朱震亨撰
《金匮钩元》三卷	江苏巡抚采进本	（元）朱震亨撰
《扁鹊神应针灸玉龙经》（无卷数）	浙江范懋柱家天一阁藏本	（元）王国端撰
《外科精义》二卷	江苏巡抚采进本	（元）齐德之撰
《脉诀刊误》二卷，附录二卷	两淮盐政采进本	（元）戴启宗编
《医经溯洄集》一卷	浙江汪启淑家藏本	（元）王履撰
《普济方》一百六十八卷	浙江范懋柱家天一阁藏本	（明）周定王朱橚撰
《推求师意》二卷	浙江巡抚采进本	（明）戴原礼撰
《玉机微义》五十卷	两淮盐政采进本	（明）徐用诚撰
《仁端录》十六卷	浙江巡抚采进本	（明）徐谦撰，陈葵删定

中医古籍与藏书文化

书名及卷数	来源	作者
《薛氏医案》七十八卷	通行本	（明）薛己撰
《针灸问对》三卷	两淮盐政采进本	（明）汪机撰
《外科理例》七卷，附方一卷	两淮盐政采进本	（明）汪机撰
《石山医案》三卷	两淮盐政采进本	（明）陈桷编
《名医类案》十二卷	通行本	（明）汪瓘编
《赤水元珠》三十卷	浙江巡抚采进本	（明）孙一奎撰
《医旨绪余》二卷	浙江巡抚采进本	（明）孙一奎撰
《证治准绳》一百二十卷	通行本	（明）王肯堂撰
《本草纲目》五十二卷	大学士于敏中家藏本	（明）李时珍撰
《奇经八脉考》一卷	大学士于敏中家藏本	（明）李时珍撰
《濒湖脉学》一卷	大学士于敏中家藏本	（明）李时珍撰
《伤寒论条辨》八卷，附《本草钞》一卷、《或问》一卷、《痉书》一卷	内府藏本	（明）方有执撰
《先醒斋广笔记》四卷	户部尚书王际华家藏本	（明）缪希雍撰
《神农本草经疏》三十卷	浙江巡抚采进本	（明）缪希雍撰
《类经》三十卷	内府藏本	（明）张介宾编
《景岳全书》六十四卷	通行本	（明）张介宾撰
《瘟疫论》二卷，补遗一卷	通行本	（明）吴有性撰
《疟疟论疏》一卷	浙江巡抚采进本	（明）卢之颐撰
《本草乘雅半偈》十卷	浙江巡抚采进本	（明）卢之颐撰
《御定医宗金鉴》九十卷		
《尚论篇》八卷	通行本	（清）喻昌撰

书名及卷数	来源	作者
《医门法律》六卷，附《寓意草》一卷	江西巡抚采进本	（清）喻昌撰
《伤寒舌鉴》一卷	浙江巡抚采进本	（清）张登撰
《伤寒兼证析义》一卷	浙江巡抚采进本	（清）张倬撰
《绛雪园古方选注》三卷，附《得宜本草》一卷	浙江巡抚采进本	（清）王子接撰
《续名医类案》六十卷	编修邵晋涵家藏本	（清）魏之琇
《神农本草经百种录》一卷	江苏巡抚采进本	（清）徐大椿撰
《兰台轨范》八卷	江苏巡抚采进本	（清）徐大椿撰
《伤寒类方》一卷	江苏巡抚采进本	（清）徐大椿撰
《医学源流论》二卷	江苏巡抚采进本	（清）徐大椿辑
存目		
《素问运气图括定局立成》一卷	两淮盐政采进本	（明）熊宗立撰
《素问钞补正》十二卷	浙江巡抚采进本	（明）丁瓒编
《续素问钞》九卷	两淮盐政采进本	（明）汪机撰
《素问注证发微》九卷	浙江巡抚采进本	（明）马莳撰
《素问悬解》十三卷	编修周永年家藏本	（清）黄元御撰
《灵枢悬解》九卷	编修周永年家藏本	（清）黄元御撰
《图注难经》八卷	浙江巡抚采进本	（明）张世贤撰
《难经经释》二卷	江苏巡抚采进本	（清）徐大椿撰
《难经悬解》二卷	编修周永年家藏本	（清）黄元御撰
《伤寒悬解》十五卷	编修周永年家藏本	（清）黄元御撰
《伤寒说意》十一卷	编修周永年家藏本	（清）黄元御撰

书名及卷数	来源	作者
《金匮悬解》二十二卷	编修周永年家藏本	（清）黄元御撰
《长沙药解》四卷	编修周永年家藏本	（清）黄元御撰
《图注脉诀》四卷，附方一卷	浙江巡抚采进本	（明）张世贤撰
《杜天师了证歌》一卷	浙江巡抚采进本	（唐）杜光庭撰
《疮疡经验全书》十三卷	浙江巡抚采进本	（宋）窦汉卿撰
《大本琼瑶发明神书》二卷	浙江郑大节家藏本	
《崔真人脉诀》一卷	江苏巡抚采进本	（宋）崔嘉彦撰
《东垣十书》二十卷	江苏巡抚采进本	
《珍珠囊指掌补遗药性赋》四卷	侍郎金简购进本	题（金）李杲
《伤寒心镜》一卷	通行本	
《伤寒心要》一卷	通行本	
《流注指微赋》一卷	永乐大典本	（元）何若愚撰
《如宜方》二卷	浙江巡抚采进本	（元）艾元英撰
《泰定养生主论》十六卷	两淮盐政采进本	
《类编南北经验医方大成》十卷	两淮盐政采进本	（元）孙允贤撰
《伤寒医鉴》一卷	通行本	（元）马宗素撰
《杂病治例》一卷	浙江范懋柱家天一阁藏本	（明）刘纯撰
《伤寒治例》一卷	通行本	（明）刘纯撰
《医方选要》十卷	两淮盐政采进本	（明）周文采编
《袖珍小儿方》十卷	浙江范懋柱家天一阁藏本	（明）徐用宜撰

书名及卷数	来源	作者
《安老怀幼书》四卷	浙江朱彝尊家曝书亭藏本	（明）刘宇编
《医学管见》一卷	通行本	（明）何瑭撰
《保婴撮要》	浙江巡抚采进本	（明）薛铠撰
《神应经》一卷	浙江朱彝尊家曝书亭藏本	（明）陈会撰，刘瑾补辑
《医开》七卷	浙江范懋柱家天一阁藏本	（明）王世相撰
《医史》十卷	浙江范懋柱家天一阁藏本	（明）李濂撰
《药镜》四卷	浙江巡抚采进本	（明）蒋仪撰
《医学正传》八卷	浙江范懋柱家天一阁藏本	（明）虞抟撰
《卫生集》四卷	两淮盐政采进本	（明）周宏撰
《万氏家钞济世良方》六卷	浙江巡抚采进本	（明）万表编，万邦孚增辑
《摄生众妙方》十一卷	两淮盐政采进本	（明）张时彻编
《急救良方》二卷	两淮盐政采进本	（明）张时彻编
《灵秘十八方加减》一卷	浙江巡抚采进本	
《心印绀珠经》二卷	两淮盐政采进本	（明）李汤卿撰
《运气易览》三卷	两淮盐政采进本	（明）汪机撰
《痘证理辨》一卷，附方一卷	两淮盐政采进本	（明）汪机撰
《养生类要》二卷	两淮盐政采进本	（明）吴正伦撰
《志斋医论》二卷	浙江范懋柱家天一阁藏本	（明）高士撰
《经验良方》十一卷	通行本	（明）陈仕贤撰

书名及卷数	来源	作者
《丹溪心法附余》二十四卷	内府藏本	（明）方广撰
《避水集验要方》四卷	浙江巡抚采进本	（明）董炳撰
《上池杂说》一卷	编修程晋芳家藏本	（明）冯时可撰
《伤寒指掌》十四卷	浙江巡抚采进本	（明）皇甫中撰
《针灸大全》十卷	内府藏本	（明）杨继洲编
《医学六要》十九卷	浙江巡抚采进本	（明）张三锡编
《删补颐生微论》四卷	浙江巡抚采进本	（明）李中梓撰
《雷公炮制药性解》六卷	通行本	（明）李中梓撰
《鲁府秘方》四卷	两淮盐政采进本	（明）刘应泰编
《普门医品》四十八卷，附《医品补遗》四卷	浙江巡抚采进本	（明）王化贞撰
《孙氏医案》五卷	浙江巡抚采进本	（明）孙泰来、孙明来编
《河间六书》二十七卷	通行本	（明）吴勉学编
《折肱漫录》六卷	两淮盐政采进本	（明）黄承昊撰
《运气定论》一卷	浙江巡抚采进本	（明）董说撰
《针灸聚英》四卷	两淮盐政采进本	（明）高武撰
《针灸节要》三卷	两淮盐政采进本	（明）高武撰
《简明医彀》八卷	内府藏本	（明）孙志宏撰
《金鎞秘论》十二卷	两淮盐政采进本	
《扁鹊指归图》一卷	两淮盐政采进本	（清）陈治撰
《马师津梁》八卷	浙江巡抚采进本	（清）马元仪撰
《张氏医通》十六卷	浙江巡抚采进本	（清）张璐撰
《伤寒缵论》二卷，《伤寒绪论》二卷	浙江巡抚采进本	（清）张璐撰

中医古籍与藏书文化

书名及卷数	来源	作者
《本经逢原》四卷	浙江巡抚采进本	（清）张璐撰
《诊宗三昧》一卷	浙江巡抚采进本	（清）张璐撰
《石室秘录》六卷	大学士英廉购进本	（清）陈士铎撰
《李氏医鉴》十卷，续补二卷	内府藏本	（清）李文来编
《医学汇纂指南》八卷	安徽巡抚采进本	（清）端木缙撰
《济阴纲目》十四卷	大学士英廉家藏本	（清）武之望撰
《保生碎事》一卷	大学士英廉家藏本	（清）汪淇撰
《释骨》一卷	浙江巡抚采进本	（清）沈彤撰
《医学求真录总论》五卷	江西巡抚采进本	（清）黄宫绣撰
《伤寒分经》十卷	浙江巡抚采进本	（清）吴仪洛撰
《医贯砭》二卷	江苏巡抚采进本	（清）徐大椿撰
《临证指南医案》十卷	浙江巡抚采进本	（清）叶桂撰
《得心录》一卷	兵部侍郎纪昀家藏本	（清）李文渊撰
《伤寒论条辨续注》十二卷	大学士英廉购进本	（清）郑重光撰
《医津筏》一卷	通行本	（清）江之兰撰
《四圣心源》十卷	编修周永年家藏本	（清）黄元御撰
《四圣悬枢》四卷	编修周永年家藏本	（清）黄元御撰
《素灵微蕴》四卷	编修周永年家藏本	（清）黄元御撰
《玉楸药解》四卷	编修周永年家藏本	（清）黄元御撰
《脉因证治》八卷	浙江巡抚采进本	

（张雪丹文，金芷君图）